Shadrack Ochieng Opon
Eunice Muthoni Mwangi
Wanja Mwaura-Tenambergen

Utilização do Pacote Essencial de Saúde nos Hospitais Públicos

Shadrack Ochieng Opon
Eunice Muthoni Mwangi
Wanja Mwaura-Tenambergen

Utilização do Pacote Essencial de Saúde nos Hospitais Públicos

Um caso do condado de Homabay, Quénia

ScienciaScripts

Imprint

Cover image: www.ingimage.com

This book is a translation from the original published under ISBN 978-3-659-89185-4.

Publisher:
Sciencia Scripts
is a trademark of
Dodo Books Indian Ocean Ltd. and OmniScriptum S.R.L publishing group

120 High Road, East Finchley, London, N2 9ED, United Kingdom
Str. Armeneasca 28/1, office 1, Chisinau MD-2012, Republic of Moldova, Europe
Managing Directors: Ieva Konstantinova, Victoria Ursu
info@omniscriptum.com

Printed at: see last page
ISBN: 978-620-8-62963-2

UTILIZAÇÃO DO PACOTE ESSENCIAL DE SAÚDE NOS HOSPITAIS PÚBLICOS DO CONDADO DE

CONDADO DE HOMABAY, QUÉNIA

SHADRACK OCHIENG OPON

RESUMO

A disponibilidade de serviços de saúde não garante que os doentes os utilizem de forma óptima. No condado de Homabay, a falta de acesso aos serviços de saúde é uma das principais razões para a baixa utilização dos serviços. Este estudo centrou-se no pilar da prestação de serviços e, em particular, na utilização de pacotes de saúde essenciais (EHP), que incluem doenças infecciosas, saúde materna e neonatal, deficiências nutricionais e lesões comuns. De acordo com o Inquérito Demográfico e de Saúde do Quénia de 2014, a taxa de utilização dos cuidados de saúde é de 77% para as pessoas que estão doentes no Quénia. Entre as pessoas que estão doentes e não procuram cuidados de saúde, 44% e 18% foram prejudicadas pelo custo e pela distância, respetivamente. O Relatório de Estatísticas do Setor da Saúde também sugere que a taxa global de mortalidade infantil é de 121 por 1.000 nados-vivos. No condado de Homabay, a taxa de mortalidade infantil é de 91 por 1.000 nados-vivos e a taxa de mortalidade materna é de 583 por 100.000, em comparação com a média nacional de 488 por 100.000. O estudo determinou os factores que influenciam a utilização do EHP nos hospitais públicos do condado de Homabay. Especificamente, o estudo determinou de que forma os recursos humanos para a saúde influenciam a utilização do EHP, de que forma a disponibilidade de medicamentos influencia a utilização do EHP, o papel das infra-estruturas de saúde na utilização do EHP e a influência das práticas organizacionais na utilização do EHP. O estudo adoptou um desenho de investigação transversal com uma abordagem de método misto. Dois hospitais foram convenientemente selecionados (Homa-bay County Hospital e Mbita Sub-County Hospital) devido ao seu grande volume de pacientes. Foi utilizada a fórmula de Yamane para obter a dimensão da amostra. O estudo utilizou métodos de amostragem estratificados e proporcionais para obter uma amostra de 138 profissionais de saúde (farmacêuticos 5, clínicos 13, responsáveis pelo sistema de informação de gestão da saúde 8, enfermeiros 104 e gestores hospitalares 8) e 186 pacientes. Para a recolha de dados, foram utilizados um questionário estruturado e um guia de entrevistas-chave (com 8 diretores de hospitais). Os resultados mostram que o país precisa de mais profissionais de saúde, de acordo com os profissionais de saúde, 138 (100%). Os hospitais carecem de medicamentos, de acordo com os 138 (100%) profissionais de saúde e 120 (64,5%) pacientes. 115 (83,3%) profissionais de saúde afirmam que os hospitais não dispõem de ambulâncias operacionais. Embora apenas 26 (18,8%) profissionais de saúde tenham assinalado a falta de equipamento médico, 138 (100%) têm conhecimento de doentes encaminhados para outros locais devido à falta de equipamento médico. 153 (82,3%) e 135 (72,6%) pacientes são prejudicados pelo custo e pela distância, respetivamente, em termos de acesso aos cuidados de saúde. 159 (85,5%) doentes nem sempre encontram todos os serviços necessários. 159 (85,5%) doentes nunca deixaram de procurar cuidados de saúde devido ao longo tempo de espera. O modelo de regressão revela coeficientes de pelo menos 0,06, o que indica que uma mudança positiva nas variáveis independentes (recursos humanos para a saúde, disponibilidade de medicamentos e de materiais, infra-estruturas de saúde e práticas organizacionais) resulta numa mudança positiva na variável dependente, a utilização dos EHP. A correlação de Pearson positiva de 0,11 mostra uma relação estreita entre as variáveis. O estudo recomenda que o condado empregue mais profissionais de saúde, implemente um sistema de aquisição eficaz, invista em infra-estruturas de saúde, incluindo equipamento médico e ambulâncias, construa mais instalações e reveja o custo dos serviços para melhorar a utilização do EHP no condado de Homabay.

ÍNDICE DE CONTEÚDO

CAPÍTULO 1

INTRODUÇÃO

1.1 Informações de base

Os cuidados de saúde são um dos aspectos mais importantes do mundo e todas as nações se esforçam por reforçar o seu sistema de saúde. Para que isso aconteça, todos os seis pilares - financiamento da saúde, prestação de serviços, mão de obra no sector da saúde, governação, sistema de informação e produtos de saúde - devem ser abordados. De acordo com a Organização Mundial de Saúde (OMS), cada pilar contribui significativamente para o reforço do sistema de saúde (OMS, 2012 e OMS, 2013). A função de governação reflecte o facto de as pessoas confiarem as suas vidas e os seus recursos ao sistema de saúde. O governo exerce a sua função de gestão ao desenvolver, implementar e aplicar políticas que afectam as outras funções do sistema de saúde. O financiamento da saúde é um fator determinante do desempenho do sistema de saúde em termos de equidade, eficiência e qualidade. Engloba os métodos utilizados para mobilizar os recursos que permitem o acesso aos serviços básicos de saúde. As intervenções a nível da mão de obra no sector da saúde abordam os problemas dos recursos humanos, como a má distribuição, a falta de motivação e a fraca capacidade. Os produtos de saúde abordam questões relacionadas com o acesso a medicamentos e fornecimentos essenciais, que são fundamentais para o bom desempenho do sistema de prestação de cuidados de saúde. A informação sobre a gestão da saúde apoia a tomada de decisões a vários níveis do sistema e informa e orienta a tomada de decisões desde o desenvolvimento de políticas a nível central até à monitorização local das actividades dos cuidados de saúde primários (OMS, 2012).A prestação de serviços de saúde, que é o pilar em que se centra este estudo, inclui uma vasta gama de componentes do sector da saúde, incluindo o papel do sector privado, a contratação de serviços pelo governo, a descentralização, a garantia de qualidade e a sustentabilidade. Este pilar aborda algumas das principais componentes organizacionais e de gestão do sistema de saúde que podem afetar direta ou indiretamente a prestação de serviços de saúde. A política e a regulamentação governamentais afectam a organização e a gestão da prestação de serviços (OMS, 2012). Este estudo, no entanto, procura reforçar o pilar da prestação de serviços através da abordagem dos factores que influenciam a prestação de Pacotes de Saúde Essenciais no Condado de Homabay. Os pacotes de saúde essenciais representam os serviços básicos prioritários centrados nas doenças infecciosas (TB, VIH/SIDA), na saúde materna e neonatal, nas deficiências nutricionais e nas lesões comuns. A implementação destes pacotes continua a ser dificultada por deficiências nos sistemas de prestação de cuidados de saúde (Mueller et al. 2011). Os Pacotes de Saúde Essenciais (PSEI) são frequentemente promovidos como uma forma eficaz e eficiente de melhorar a prestação de serviços de saúde. Recentemente, tem-se falado mais sobre os pacotes, especialmente a nível nacional, mas com muitas interpretações e expectativas diferentes sobre o que um PSG pode proporcionar (Dean et al. 2012). É importante notar que a presença de serviços de saúde não garante que estes sejam utilizados de forma óptima pelos pacientes.A nível mundial, a EHP é frequentemente defendida como uma forma eficaz e eficiente de melhorar a prestação de serviços de saúde. Recentemente, tem-se assistido a um renascimento do debate sobre os pacotes, especialmente a nível mundial, mas com muitos entendimentos e perspectivas diferentes sobre o que uma EHP pode proporcionar. A nível regional, a Organização Mundial de Saúde (OMS) sublinhou as razões para promover os EHP e as suas ligações com questões mais amplas do sector da saúde. A OMS recomendou questões e alternativas de conceção de EHP aos países, dependendo do seu estatuto económico e da estrutura do seu sistema de saúde existente (OMS, 2012). Por exemplo, um PSF num país de baixos rendimentos consiste numa lista limitada de serviços clínicos e de saúde pública que serão prestados a nível dos cuidados primários e/ou secundários. Em contrapartida, nos países mais ricos, os pacotes são frequentemente descritos de acordo com o que excluem. Os PSCE incluem diferentes intervenções em diferentes países - reflectindo a variação das condições económicas, epidemiológicas e sociais. Existem também EHP "parciais" para determinados grupos demográficos ou de doenças - exemplos de EHP paraprevenção, tratamento e cuidados do VIH/SIDA; para a saúde mental; e para intervenções na saúde materna, neonatal e infantil (OMS, 2012).Embora a maior parte das pessoas com rendimentos elevados possa pagar um seguro individual abrangente de empresas privadas, a taxa de pobreza do condado de Homabay, que é de 44% em comparação com a média nacional de 47% (Fundo de Emergência das

Nações Unidas para a Infância, 2014), faz com que os co-pagamentos sejam a principal barreira ao acesso e promovam desigualdades entre a população pobre (Onwujekwe et al 2011). Homabay está muito atrasado em relação a uma série de infra-estruturas básicas, particularmente eletricidade e fontes de água melhoradas. Apenas 3,3% dos agregados familiares têm eletricidade, em comparação com a média nacional de 23% (Kenya Demographic and Health Survey, 2014). Por conseguinte, a população não consegue procurar os cuidados tão necessários e tem dificuldade em pagar três refeições por dia. De acordo com Mueller, et al. (2011), a prestação eficaz de Pacotes de Saúde Essenciais, que inclui serviços como a saúde familiar (cuidados pré-natais; cuidados no parto e no recém-nascido; cuidados pós-natais; planeamento familiar; saúde infantil, imunização) e doenças transmissíveis e infecciosas (TB e VIH/SIDA e infecções sexualmente transmissíveis) continua a ser a única opção para o condado enfrentar os seus desafios de saúde e as elevadas taxas de mortalidade infantil, das quais no condado de Homabay se situa em 91/1000 nados-vivos (UNICEF, 2014). Por conseguinte, é necessário abordar os factores que influenciam a utilização do EHP para uma prestação equitativa de serviços no condado de Homabay. Isto irá garantir o reforço da equidade na saúde através de uma maior utilização do EHP.

1.2 Declaração do problema

A disponibilidade de serviços de saúde não garante que estes sejam utilizados de forma óptima pelos doentes. O acesso financeiro ou geográfico continua a ser um obstáculo aos serviços de saúde. No Quénia, as massas mais pobres, as que vivem abaixo do limiar de pobreza nacional, constituem aproximadamente 52% da população (Wamai, 2009). De acordo com a OMS (2012), 82% dos anos de vida saudável perdidos foram atribuídos a doenças transmissíveis. A taxa global de mortalidade de crianças com menos de cinco anos é de aproximadamente 121 por 1000 nados-vivos, ou seja, cerca do dobro da média mundial. No entanto, este número desce significativamente, para 91 por 1000, para os 20% mais ricos da população, enquanto salta para quase 150 para os 20% mais pobres (Relatório Anual de Estatísticas do Setor da Saúde, 2008). De acordo com dados recentes, a taxa de utilização dos cuidados de saúde no Quénia é de aproximadamente 77% para os doentes, o que significa que uma grande percentagem da população não procura cuidados apesar de estar doente (KDHS, 2014). Entre os quenianos que estão doentes e não optam por procurar cuidados, 44% foram impedidos pelo custo. Outros 18% foram impedidos pela longa distância até à unidade de saúde mais próxima (Relatório Anual de Estatísticas do Setor da Saúde, 2008).No condado de Homabay, a falta de acesso aos serviços de saúde é uma das principais razões para a baixa utilização dos serviços, o que conduz a elevadas taxas de mortalidade. De acordo com o inquérito realizado pela UNICEF em janeiro de 2014 no condado de Homabay, o condado tem uma das taxas de mortalidade de menores de cinco anos mais elevadas do Quénia (91/1000 nados-vivos). Com uma taxa de pobreza de 44% no condado de Homabay, em comparação com a média nacional de 47%, a população de Homabay não pode procurar sistematicamente cuidados de saúde sem correr o risco de uma catástrofe financeira. A UNICEF (2014) também observou que Homabay tem uma taxa de mortalidade materna inaceitavelmente elevada, estimada em 583 por 100 000 nados-vivos, em comparação com a média nacional de 488 por 100 000 nados-vivos. Por conseguinte, abordar os factores que influenciam a utilização do pacote de saúde essencial no condado de Homabay pode ser uma solução para reforçar a prestação de serviços e melhorar o acesso aos cuidados de saúde.

1.3 Objetivo do estudo

Este estudo reforça o pilar da prestação de serviços. Apresenta recomendações sobre a forma de aumentar o acesso ao Pacote de Saúde Essencial, a prestação e a utilização do mesmo. Além disso, o estudo sugere o que deve ser feito a nível político para garantir que as pessoas recebam o EHP, a fim de melhorar a utilização e a acessibilidade dos cuidados de saúde, especialmente entre a população pobre e vulnerável.

1.4 Objectivos da investigação

1.4.1 Objetivo geral

Determinar os factores que influenciam a utilização do Pacote de Saúde Essencial nos hospitais públicos do condado de Homabay

1.4.2 Objectivos específicos

i. Determinar de que forma os recursos humanos para a saúde influenciam a utilização do Pacote de Saúde Essencial no Condado de Homabay.

ii. Determinar de que forma a disponibilidade de medicamentos influencia a utilização do Pacote de Saúde Essencial no Condado de Homabay.

iii. Identificar o papel das infra-estruturas de saúde na utilização do Pacote de Saúde Essencial no Condado de Homabay.

iv. Avaliar a relevância das práticas organizacionais na utilização do Pacote de Saúde Essencial no Condado de Homabay.

1.5 Questões de investigação

i. Como é que os recursos humanos para a saúde influenciam a utilização do Pacote de Saúde Essencial no Condado de Homabay?

ii. Como é que a disponibilidade de medicamentos influencia a utilização do Pacote de Saúde Essencial no Condado de Homabay?

iii. Qual é o papel das infra-estruturas de saúde na utilização do Pacote de Saúde Essencial no Condado de Homabay?

iv. Qual é a relevância das práticas organizacionais na utilização do Pacote de Saúde Essencial no Condado de Homabay?

1.6 Justificação do estudo

Embora o EHP seja cada vez mais visto como uma ferramenta útil da política de saúde que reforça o pilar da prestação de serviços, não foi totalmente abordado como um mecanismo para melhorar o acesso aos serviços de saúde em muitos condados rurais. Este estudo aproveita esta oportunidade para abordar as estatísticas alarmantes (elevadas taxas de mortalidade materna (583 por 100000 nados-vivos) e elevadas taxas de mortalidade infantil (91 por 1000 nados-vivos) (UNICEF, 2014) através da abordagem dos factores que influenciam a utilização do EHP. Este estudo também analisa a relevância de factores como os profissionais de saúde, a disponibilidade de medicamentos e suprimentos, as infra-estruturas das unidades de saúde e as práticas organizacionais na prestação e utilização eficazes dos serviços.

1.7 Limitações e Delimitações do Estudo

1.7.1 Limitações do estudo

O estudo só será efectuado em dois grandes hospitais públicos (de nível 3 e de nível 2), deixando de fora outras instalações públicas, hospitais privados, centros de saúde e dispensários que prestam serviços em vários locais do distrito de Homabay, pelo que os resultados só podem ser generalizados para o nível 3 e para os hospitais do distrito de Homabay. O estudo também abordou a disponibilidade do serviço, a acessibilidade e a satisfação do paciente como determinantes da utilização do EHP, deixando de fora outros factores que contribuem para responder às perguntas da investigação.

1.7.2 Delimitações do estudo

Para contrariar as limitações acima referidas, o estudo centrou-se tanto na oferta como na procura de EHP, o que ajudou a abordar os factores que contribuem para a provisão e utilização de EHP no Condado de Homabay. Além disso, embora o estudo tenha sido realizado apenas em dois grandes hospitais públicos, o estudo teve uma grande amostra, 138 (65%) da população-alvo de profissionais de saúde, o que ajudou a generalizar os resultados para os profissionais de saúde no distrito de Homabay, dado o facto de os dois grandes hospitais terem o maior número de profissionais de saúde e servirem a maior população do distrito.

1.8 Importância do estudo

Este estudo é importante na medida em que aborda os factores que influenciam a utilização do EHP. O estudo analisa a mão de obra no sector da saúde, as infra-estruturas sanitárias, a disponibilidade de medicamentos e de fornecimentos, que são factores-chave para a entrega bem sucedida do pacote essencial de saúde para utilização. O estudo fornece recomendações vitais sobre a forma de melhorar os factores associados tanto à distribuição como à utilização dos Pacotes de Saúde Essenciais. Além disso, os resultados podem ser utilizados para defender a melhoria da política e das práticas existentes no sistema de cuidados de saúde a nível do condado, a fim de melhorar a prestação e a utilização dos serviços.

CAPÍTULO 2

REVISÃO DA LITERATURA

2.1 Introdução

O reforço da prestação e da utilização dos serviços é crucial para a consecução da equidade na saúde. Estudos anteriores citaram os Pacotes de Saúde Essenciais (PSEI) como uma medida eficaz para reforçar a prestação de serviços. No entanto, a implementação destes pacotes continua a ser dificultada por deficiências nos sistemas de prestação de cuidados de saúde. Dean et al. (2012) argumentam que a competência da força de trabalho no sector da saúde, a disponibilidade de medicamentos e de materiais e o acesso económico aos serviços de saúde são factores fundamentais para a prestação do Pacote de Saúde Essencial. Além disso, os autores afirmam que a disponibilização de um PSN não é suficiente e que a utilização deve ser ativamente monitorizada para garantir que um PSN está a atingir os seus objectivos. Uma investigação realizada por Ensor et al. (2009) no Uganda concluiu que o pacote mínimo não alterou significativamente o facto de 70% da população não recorrer a um prestador do pacote mínimo (governo e missão) como primeiro ponto de contacto quando está doente, devido a uma cobertura inadequada ou à perceção de baixa qualidade (Ensor et al. 2009).

2.2 A Influência dos Recursos Humanos para a Saúde na Utilização da EHP

A execução de um programa de saúde pública exige recursos. A implementação de um programa de saúde pública exige que se atraiam novos recursos ou que se desloquem recursos de algumas intervenções, programas ou instalações existentes. Para tal, a implementação da EHP tem de ser "encaixada" nas decisões de afetação de recursos e na orçamentação. Num estudo realizado por Dean et al. (2012), foi determinado que a EHP tem implicações para os sistemas de apoio, como os recursos humanos para a saúde. Por exemplo, uma combinação adequada de quadros de profissionais de saúde, formados na combinação adequada de competências, tem de estar presente numa determinada unidade de saúde para que esta possa fornecer as intervenções especificadas numa PSF.

2.2.1 Número de Recursos Humanos para a Saúde

O mundo está a sofrer uma grave escassez de recursos humanos no sector da saúde, a que a Assembleia Mundial da Saúde chama "uma crise na saúde". A Organização Mundial de Saúde (OMS) estima que são necessários mais 4,3 milhões de profissionais de saúde para cumprir os Objectivos de Desenvolvimento do Milénio (ODM) - um pacto global para reduzir a mortalidade infantil, melhorar a saúde materna e combater a SIDA, a malária e outras doenças até 2015. A crise de recursos humanos afecta os países desenvolvidos e em desenvolvimento, mas os pobres do mundo sofrem desproporcionadamente, não só porque têm uma força de trabalho muito menor, mas também porque as suas necessidades são muito maiores. Dos 57 países com carências críticas, 36 situam-se em África. A África tem 25% da carga de doenças do mundo, mas apenas 3% dos profissionais de saúde do mundo e 1% dos recursos económicos. Em particular, existe um desequilíbrio extremo na distribuição dos cerca de 12 milhões de enfermeiros que trabalham em todo o mundo: o rácio enfermeiro/população é 10 vezes mais elevado na Europa do que em África ou no Sudeste Asiático e 10 vezes mais elevado na América do Norte do que na América do Sul. No entanto, não são apenas os profissionais de saúde que são necessários, mas também o pessoal de saúde competente com a capacidade de prestar serviços (Oppenheimer, 2013).

A falta de profissionais de saúde pode inibir o acesso aos serviços, limitando a oferta de serviços disponíveis. Este é um fator particularmente importante nas zonas rurais. Para atingir os objectivos mínimos dos Pacotes de Saúde Essenciais - prestação e utilização de serviços -, os profissionais de saúde têm de desenvolver uma cultura de competência. A competência cultural nos cuidados de saúde descreve a capacidade dos sistemas para prestarem cuidados a doentes com valores, opiniões e comportamentos diversos, bem como para adaptarem a prestação de cuidados às necessidades comunitárias, culturais e linguísticas dos doentes. Os especialistas nesta área descrevem a competência cultural como um veículo para aumentar o acesso a cuidados de qualidade para todas as populações de doentes, independentemente da sua raça, cultura ou religião, e como uma estratégia empresarial para atrair novos doentes e quotas de mercado. Para os prestadores de cuidados de saúde, a competência inclui aptidões clínicas relacionadas com os cuidados preventivos, o diagnóstico, o tratamento e o aconselhamento em matéria de saúde. A competência na gestão da saúde requer capacidades de supervisão, formação e resolução de problemas. Palmer (2011) descobriu que a falta de profissionais de saúde competentes é um impedimento direto à prestação de serviços de saúde. Muitas pessoas que procuram cuidados de saúde são obrigadas a remarcar consultas médicas ou a procurar medicação noutro local devido à falta de profissionais qualificados.

2.2.2 Habilitações académicas dos profissionais de saúde

A crescente diversidade da nação traz oportunidades e desafios para os prestadores de cuidados de saúde, os sistemas de saúde e os decisores políticos criarem e prestarem serviços culturalmente competentes. A competência cultural é definida como a capacidade dos prestadores e das organizações para prestarem efetivamente cuidados de saúde serviços que satisfaçam as necessidades sociais, culturais e linguísticas dos pacientes. A redução das disparidades na saúde e a obtenção de cuidados de saúde equitativos continuam a ser um objetivo importante para o mundo. A competência cultural é amplamente vista como um pilar fundamental para reduzir as disparidades através de cuidados de qualidade culturalmente sensíveis e imparciais. Um sistema de cuidados de saúde culturalmente competente pode ajudar a melhorar os resultados em matéria de saúde e a qualidade dos cuidados e pode contribuir para a eliminação das disparidades raciais e étnicas no domínio da saúde. Exemplos de estratégias para levar o sistema de cuidados de saúde a atingir estes objectivos incluem a oferta de formação relevante sobre competência cultural e questões transculturais aos profissionais de saúde e a criação de políticas que reduzam as barreiras administrativas e linguísticas aos cuidados dos doentes (Oppenheimer, 2013).

Ferlie & Shortell (2011) determinaram uma elevada probabilidade de prestação de melhores serviços quando os trabalhadores são competentes. O pessoal competente tem as capacidades, aptidões e conhecimentos necessários para prestar os serviços aos utilizadores finais. Um trabalhador de saúde competente é capaz de identificar a necessidade de serviços de saúde por parte do doente e prestar o(s) mesmo(s) serviço(s) de forma eficaz. Além disso, os profissionais de saúde competentes compreendem os procedimentos de prestação de serviços e a ética médica no âmbito dessa prestação. No passado, os funcionários incompetentes foram associados a medicamentos errados. De acordo com Ferlie & Shortell (2011), cerca de 61% dos medicamentos erradamente administrados são efectuados por pessoal médico incompetente. Além disso, o Ministério Federal da Saúde da Etiópia (2012) descobriu uma relação direta entre a competência do pessoal médico e a prestação de serviços de saúde na Etiópia.

2.2.3 Satisfação profissional do pessoal

A satisfação dos funcionários dos hospitais está a ser alvo de atenção, à medida que os líderes do sector da saúde começam a perceber que a cultura organizacional está diretamente ligada à satisfação dos pacientes, aos resultados financeiros e à qualidade clínica. Intuitivamente, a cultura de segurança de um hospital deve estar relacionada com a qualidade dos seus serviços. Práticas como a comunicação aberta entre os membros da equipa e a prestação de cuidados centrados no doente têm um impacto tanto na segurança como na satisfação dos doentes. Isto associa instintivamente a segurança e a satisfação dos doentes à satisfação dos trabalhadores. Por exemplo, os enfermeiros que estão satisfeitos e empenhados e que podem passar tempo suficiente à cabeceira dos doentes conhecerão presumivelmente melhor os seus doentes e as suas vulnerabilidades e estarão mais preparados para identificar e evitar potenciais danos. No entanto, no ambiente atual dos cuidados de saúde, raramente a cultura de segurança de um hospital e a fraca satisfação dos doentes são causadas por pessoal apático e gestores relutantes, mas sim por um sistema que não os apoia. Os líderes que criam um ambiente e uma cultura de trabalho envolventes e onde as pessoas têm orgulho de trabalhar criam funcionários empenhados e, por sua vez, pacientes satisfeitos (Dean et al. 2012).

Atualmente, todas as organizações de cuidados de saúde investem na obtenção e manutenção dos melhores resultados possíveis em termos de satisfação dos doentes. Entre outros benefícios, é mais provável que os doentes regressem se tiverem tido uma experiência positiva. Além disso, a obtenção de elevados índices de satisfação dos doentes tem, sem dúvida, um impulso financeiro. A satisfação profissional dos profissionais de saúde é essencial para garantir a sustentabilidade e a qualidade da prestação de cuidados de saúde. Estudos relatam o declínio da satisfação profissional entre os profissionais de saúde em muitos países, incluindo o Quénia, que enfrentam problemas relacionados com o colapso dos serviços de saúde porque os profissionais de saúde estão a perder a sua motivação. A qualidade dos cuidados de saúde depende da satisfação profissional dos profissionais de saúde. Quando poucos profissionais de saúde estão ao serviço de uma grande população, é provável que a qualidade dos cuidados seja baixa e que os níveis de satisfação diminuam. Os sinais de insatisfação no trabalho resultam em elevado absentismo, baixa produtividade, agitação laboral, elevada rotação de trabalhadores e acções laborais (Einstein, 2012). Isto pode levar a uma baixa rotatividade de pacientes, com medo de serviços de má qualidade.

2.3 O Efeito dos Fármacos na Utilização do EHP

Embora a cobertura universal de saúde continue a ser um sonho rebuscado, objectivos importantes, como a disponibilidade de medicamentos e de material nos centros de saúde locais, devem ser reconhecidos desde o início. Devem existir mecanismos consistentes que garantam a disponibilidade de medicamentos e consumíveis nos hospitais. De acordo com um estudo realizado por Ensor et al. (2009) no Uganda, 60% das pessoas que necessitaram de cuidados médicos e a quem foi pedido que comprassem medicamentos na farmácia devido à falta de medicamentos prescritos pelos médicos, não o fizeram. No entanto, é fundamental avaliar os procedimentos de aquisição para obter um fluxo eficiente de medicamentos e fornecimentos.

2.3.1 Disponibilidade de medicamentos e consumíveis

A escassez de medicamentos e de material médico constitui um desafio para muitos sistemas de saúde em países de baixo e médio rendimento. Este facto contribui para a prestação de serviços de saúde de má qualidade e consequentemente para a ocorrência de mortes. Estima-se que quase 99% de todas as mortes maternas ocorram nos países em desenvolvimento e que estas ocorram maioritariamente em mulheres que vivem em zonas rurais (Garrison et al. 2011). A maioria destas mortes poderia ser evitada se as mulheres tivessem acesso a serviços de saúde materna adequados. A prestação de serviços de saúde de qualidade depende da presença de profissionais de saúde qualificados que trabalhem num ambiente em que os medicamentos e os produtos médicos estejam disponíveis quando necessário, em quantidade adequada e com qualidade assegurada.

A falta de fiabilidade na obtenção de medicamentos e de material médico compromete a prestação atempada de serviços de qualidade. Devem ser utilizadas várias abordagens para enfrentar os desafios no âmbito do sistema de saúde que impedem o acesso a medicamentos e fornecimentos essenciais para a saúde materna. Deve ser dada especial atenção à melhoria da governação do sistema de distribuição de medicamentos, de modo a promover a responsabilização dos principais intervenientes, a transparência no tratamento da informação e dos fundos destinados aos medicamentos e a participação dos principais intervenientes na tomada de decisões sobre a atribuição dos fundos para medicamentos recolhidos localmente. É, por conseguinte, importante dispor de medicamentos e fornecimentos adequados para prestar serviços de saúde de forma eficaz.

2.3.2 Processo de aquisição

As tendências da cadeia de abastecimento de saúde continuam a incluir a consolidação de fornecedores e prestadores, a deslocação dos cuidados aos doentes para fora do contexto dos cuidados agudos, a redução dos níveis de reembolso, a implementação e integração de registos de saúde electrónicos (EHR) e outros sistemas empresariais de cuidados de saúde. No centro destas tendências está a necessidade de dados de qualidade para que os líderes possam tomar decisões informadas e de qualidade. Dados de qualidade, neste caso, significam dados exactos para o aprovisionamento e a aquisição, juntamente com a normalização dos dados para a elaboração de relatórios e a análise preditiva. Uma vez que os cuidados de saúde continuam a centrar-se numa estratégia de custo-serviço para gerir os custos dos cuidados de saúde, os dados exactos são um elemento fundamental para compreender os custos dos procedimentos e a sua relação com os resultados clínicos desejados. A interoperabilidade do sistema é a base para isso. Quando os dados são normalizados, a capacidade de partilhar dados entre muitos sistemas hospitalares e os seus sistemas internos de apoio tecnológico começa a ser a norma e não a exceção. Os prestadores de cuidados de saúde devem ser capazes de compreender a relação entre os dados clínicos e os dados da cadeia de abastecimento (Dean et al.

2012).

O facto de atualmente não haver uniformidade nos dados normalizados impede a capacidade dos cuidados de saúde de reagir mais rapidamente a um futuro ideal em constante mudança. Ao mais alto nível, os prestadores de cuidados de saúde necessitam de melhor informação sobre o custo dos procedimentos, de modo a estarem mais bem equipados para conhecerem o custo total e obterem resultados de qualidade para os doentes. Os hospitais enfrentam os mesmos desafios da cadeia de abastecimento que as outras empresas. Embora a maioria dos governos tenha um organismo encarregado de adquirir, armazenar e distribuir produtos de saúde para o sector público, por exemplo, a KEMSA no Quénia, a cadeia de abastecimento continua a ser um conjunto de processos altamente manuais e fragmentados. O acesso limitado a dados atempados sobre os fornecedores significa que os gestores hospitalares identificam normalmente os fornecedores numa base pontual, à medida que as necessidades surgem, em vez de utilizarem um conjunto de potenciais fornecedores pré-qualificados e controlados prontamente disponíveis (Wamala et al 2010).

A adoção de um processo holístico de gestão do ciclo de aquisição pode ajudar as organizações de cuidados de saúde a atingir esse objetivo de três formas de elevado valor: melhor conformidade regulamentar, custos reduzidos e fluxos de trabalho simplificados. No entanto, muitas instalações armazenam medicamentos que não satisfazem as necessidades dos doentes, enquanto faltam os medicamentos normalmente necessários. Em muitos casos, os doentes são convidados a comprar medicamentos no exterior devido à falta de medicamentos. Muitas vezes, as pessoas evitam frequentar tais instalações. De acordo com Einstein (2012), a cadeia de abastecimento dos hospitais tem de ser avaliada para garantir que têm em stock o que é necessário para satisfazer as necessidades dos doentes. Há casos em que muitos medicamentos são desperdiçados devido ao seu prazo de validade, sem sequer serem utilizados. Isto significa que as instalações têm um stock demasiado grande do que não é necessário e um stock mínimo do que é necessário. É, portanto, necessário que os gestores hospitalares tenham um nível de reordenamento que seja consistente com as necessidades das pessoas.

2.4 Papel das Infra-estruturas de Saúde na Utilização da EHP

As infra-estruturas sanitárias são fundamentais para a prestação e a execução dos serviços de saúde pública a todos os níveis. Uma infraestrutura sólida proporciona a capacidade de preparação e resposta a ameaças agudas (emergência) e crónicas (contínuas) à saúde da nação. A infraestrutura é a base do planeamento, da prestação e da avaliação da saúde pública. As categorias de infra-estruturas de saúde abrangem os sistemas de manutenção, as enfermarias, as ambulâncias, o equipamento médico, as comunicações e a tecnologia, as comodidades e o mecanismo de fluxo de doentes. As infra-estruturas sanitárias criam ferramentas para a criação de infra-estruturas dos serviços locais de saúde (LHD), capazes de prestar serviços de saúde quando e onde quer que sejam necessários. De acordo com Evans e Etienne (2010), as unidades de saúde devem dispor de salas de enfermaria adequadas, ambulâncias operacionais, equipamento médico e estruturas de comunicação eficazes para permitir a prestação efectiva de serviços.

2.4.1 Ambulâncias

São muitas as situações que exigem respostas médicas imediatas ou drásticas, sob pena de agravamento do estado de saúde de uma pessoa. O serviço de ambulâncias é essencial em todas as sociedades, para salvar vidas e prestar serviços que previnam a ocorrência de complicações médicas irreversíveis. Muitas ambulâncias operam a partir de pontos designados, como hospitais e outros centros de controlo de emergências. Alguns dos usos de tais serviços incluem o tratamento rápido e a estabilização de vítimas que levam à prevenção de qualquer acidente antes de chegar aos hospitais. A prestação de cuidados médicos imediatos e eficazes pode salvar uma ou duas vidas e, por vezes, pode levar à prevenção de complicações médicas graves que podem resultar das emergências em que os doentes estão envolvidos. A tripulação médica e outras pessoas a bordo recebem formação em primeiros socorros (Garrison et al. 2011). Isto torna-os capazes de lidar com situações como hemorragias profusas, paragens cardíacas e quedas ou lesões por esmagamento, entre outras.

As ambulâncias também facilitam o transporte de doentes do local do acidente para o hospital. Isto permite que os doentes recebam melhores e melhores cuidados médicos que possam ser considerados necessários nessa altura. Os serviços de ambulância também são úteis na transferência de doentes de uma instituição médica para uma instituição mais avançada para um tratamento mais avançado. Ainda no que respeita ao transporte, os serviços são úteis se um doente precisar de ser transportado para longas distâncias. Outra importância das ambulâncias é o facto de ajudarem na prestação de serviços médicos a áreas que possam ter sido atingidas por surtos de doenças ou outros riscos graves para a saúde. Outra situação em que estes serviços são úteis é nas zonas de guerra. As pessoas ficam feridas na guerra, pelo que é necessário tratamento e cuidados médicos. Os serviços de ambulância também podem ser utilizados na evacuação de feridos de zonas afectadas por catástrofes (Palmer, 2011).

Os serviços ambulatórios são importantes para a prestação de serviços médicos em casos de emergência. Muitos acidentes e ferimentos ocorrem em locais distantes das instalações, e a evacuação médica só pode ter lugar quando as ambulâncias estão disponíveis. Sem ambulâncias operacionais, pode ser demasiado tarde para muitas vidas em caso de acidente. Muitas unidades de saúde têm ambulâncias paradas dentro dos hospitais que não estão operacionais. De acordo com o Relatório Anual de Estatísticas do Setor da Saúde (2008), apenas alguns estabelecimentos dispõem de ambulâncias operacionais, o que leva a uma resposta médica deficiente em caso de emergência.

2.4.2 Equipamentos médicos

Os equipamentos médicos são vitais para reforçar a prestação de serviços. Atualmente, estão disponíveis mais de 10 000 tipos de dispositivos médicos. A seleção do equipamento médico adequado depende sempre dos requisitos locais, regionais ou nacionais; os factores a considerar incluem o tipo de estabelecimento de saúde onde os dispositivos serão utilizados, a força de trabalho de saúde disponível e o peso da doença na área de influência específica. Por conseguinte, é impossível elaborar uma lista de equipamento médico de base que seja exaustiva e/ou universalmente aplicável. Equipamentos como máquinas de raios X, frigorífico de vacinas, lâmpada de exame, marquesa de cirurgia, monitores de tensão arterial, Doppler, oxímetro de pulso e balanças são alguns dos equipamentos mais importantes para ajudar na prestação de serviços. Sem estes equipamentos em condições de funcionamento, muitos serviços não podem ser prestados aos doentes. De acordo com

Umeh et al. (2013), muitas pessoas que procuram cuidados de saúde são frequentemente rejeitadas em muitas instalações devido à falta de equipamentos médicos que possam responder às suas preocupações.

2.5 Importância das práticas organizacionais na utilização do EHP

As práticas organizacionais são um dos principais factores determinantes da utilização dos serviços. É importante notar que a disponibilidade de serviços de saúde não garante que estes sejam utilizados de forma óptima pelos doentes. No entanto, práticas organizacionais eficazes e eficientes, como o processo de consulta, o baixo tempo de espera do doente e a facilidade de fluxo de informações de saúde, podem aumentar a possibilidade de utilização. As práticas organizacionais devem estar alinhadas com as necessidades dos doentes para, pelo menos, garantir a utilização. Se se pretende que o EHP seja universal ou uma rede de segurança para os mais pobres, devem ser envidados esforços deliberados para melhorar o fluxo de informações de saúde entre os serviços e o processo de consulta deve ser eficiente e eficaz.

2.5.1 Processo de consulta

O mecanismo e as etapas pelas quais os pacientes passam para finalmente serem atendidos influenciam a decisão do paciente de procurar atendimento médico. A medida em que os serviços estão convenientemente organizados para os potenciais clientes e engloba questões como o horário de funcionamento da clínica e os sistemas de marcação de consultas, o tempo de espera, os critérios de elegibilidade inadequados (por exemplo, ausência de serviços de planeamento familiar para adolescentes), a disposição das salas, a rotulagem, a disposição física e o acesso (por exemplo, rampas para pessoas com deficiência) e o modo de prestação de serviços. O tempo de espera tem sido objeto de discussão em muitos estudos como um fator de satisfação dos doentes com os serviços médicos. Garrison et al. (2011) descobriram que 30% dos doentes evitavam instalações com demasiadas salas de consulta. Estes doentes referiram que não gostam da forma como têm de se deslocar de uma sala para outra para obterem ajuda. 70% dos doentes referiram que preferiam um estabelecimento onde pudessem aceder a todos os serviços sem terem de se deslocar de uma porta para outra (Garrison et al. 2011). Por conseguinte, as etapas pelas quais os doentes passam para aceder aos serviços de saúde têm de ser reduzidas de modo a que os doentes possam aceder aos serviços de saúde num ponto e regressar a casa.

2.5.2 Tempo de espera do doente

O tempo de espera dos doentes é fundamental para muitos, uma vez que foi estabelecido como um fator dissuasor da utilização dos serviços. A disponibilidade de serviços e a sua prestação atempada são importantes para reforçar o pilar da prestação de serviços. Não é novidade que os longos tempos de espera reduzem a satisfação dos doentes e desencorajam-nos de procurar cuidados. Idealmente, os residentes devem poder utilizar de forma conveniente e confiante serviços como os cuidados primários, os cuidados dentários, a saúde comportamental, as urgências e os serviços de saúde pública. De acordo com Einstein (2012), a categoria de riqueza mais pobre identifica a disponibilidade de cuidados públicos gratuitos como facilitadora da utilização de serviços preventivos e curativos. Os residentes das zonas rurais consideram frequentemente o tempo como uma barreira aos cuidados de saúde que limita a sua capacidade de obter os cuidados de que necessitam. Para que os residentes rurais tenham acesso suficiente aos cuidados de saúde, devem estar disponíveis os serviços necessários e adequados, aos quais se possa aceder em tempo útil.

Os gestores de saúde devem fazer esforços para reduzir o tempo de espera. Embora os serviços possam estar disponíveis, tempo de espera pode ser um impedimento para a prestação e utilização dos serviços (OMS, 2013). As pessoas não querem percorrer longas distâncias para procurar cuidados médicos e depois passar o dia inteiro para receber o serviço. Por conseguinte, para aumentar a utilização dos serviços, devem ser feitas tentativas consistentes para reduzir o tempo de espera. Os estudos sugerem a existência de várias salas de consulta e um número suficiente de profissionais de saúde como forma de resolver o problema do tempo de espera. O cliente deve ter acesso a cuidados de rotina e preventivos prestados por um profissional de saúde que conheça o seu historial clínico. O cliente também deve ter acesso a um encaminhamento atempado para serviços especializados e a cuidados de acompanhamento completos (OMS, 2013).

2.5.3 Localização da instalação/ distância até à instalação

O acesso geográfico é também um fator importante na prestação de serviços. É medido pelos meios de transporte, distância, tempo de deslocação e quaisquer outras barreiras físicas que possam impedir o cliente de receber cuidados (Wamala et al 2010). De acordo com o KDHS (2014), 18% dos quenianos que estão doentes não procuram cuidados de saúde devido ao custo elevado. Quando as instalações estão localizadas longe das pessoas, podem não ser úteis para elas, mesmo que os serviços sejam acessíveis e aceitáveis. Como Bobadilla (2008) constatou, a distância das instalações determina se as pessoas procuram ou não os serviços de saúde, uma vez que algumas pessoas renunciam a consultas médicas devido ao receio das longas distâncias.

2.6 Utilização da EHP

A utilização do EHP depende do facto de os doentes poderem aceder aos serviços em termos de disponibilidade, acessibilidade e distância geográfica. Os doentes tendem a utilizar os serviços quando estão satisfeitos com eles. Como estipula Oppenheimer (2013), a disponibilidade dos serviços não garante que estes sejam utilizados de forma óptima pelos doentes.

2.6.1 . Disponibilidade dos serviços

A disponibilidade de serviços é uma perceção que se traduz no facto de os serviços estarem a um alcance físico razoável. De acordo com Wamala et al (2009), a categoria de riqueza mais pobre identifica a disponibilidade de cuidados públicos gratuitos como um fator que permite a utilização de serviços preventivos e curativos. A disponibilidade de serviços e a sua prestação atempada são importantes para reforçar o pilar da prestação de serviços. Não é novidade que os longos tempos de espera reduzem a satisfação dos pacientes e os desencorajam de procurar cuidados. Os gestores de saúde devem envidar esforços para reduzir o tempo de espera (USAID, 2011). Embora os serviços possam estar disponíveis, o tempo de espera pode ser um fator dissuasor da prestação e utilização dos serviços. As pessoas não querem andar longas distâncias para procurar cuidados médicos e depois passar o dia inteiro para receber o serviço. Por conseguinte, para aumentar a utilização dos serviços, devem ser feitas tentativas consistentes para reduzir o tempo de espera. Os estudos sugerem a existência de várias salas de consulta e um número suficiente de profissionais de saúde como forma de resolver o problema do tempo de espera. O cliente deve ter acesso a cuidados de rotina e preventivos prestados por um profissional de saúde que conheça o seu historial clínico (OMS, 2013). O cliente também deve ter acesso ao encaminhamento atempado para serviços especializados e a cuidados de acompanhamento completos.

2.6.2 Acessibilidade dos serviços

A acessibilidade dos serviços é um fator importante de utilização. Einstein (2012) observou que o facto de um cliente optar ou não por pagar um determinado serviço também pode ser afetado pela avaliação que o cliente faz do valor desse serviço. Isto implica que, embora um cliente possa ter o "dinheiro vivo" para pagar um serviço, pode optar por não o pagar porque o valor percebido não corresponde à despesa necessária. Em muitos países de baixo rendimento, o acesso a cuidados de saúde de boa qualidade é limitado e os doentes têm de suportar despesas elevadas, muitas vezes por tratamentos ineficazes. De acordo com o KDHS (2014), 44% dos quenianos que estão doentes não procuram cuidados de saúde devido ao seu elevado custo. Por conseguinte, é evidente que a acessibilidade dos serviços de saúde é um fator essencial que tem de ser abordado para reforçar a equidade na saúde. De acordo com Einstein (2012), o custo elevado é identificado como um obstáculo à adoção de certas acções preventivas, como a utilização de redes mosquiteiras e preservativos.

2.6.3 Satisfação dos doentes com os serviços

A satisfação dos doentes com a prestação de serviços é normalmente determinada por uma série de factores. Idealmente, os doentes ficam muitas vezes satisfeitos quando os serviços conduzem à redução dos efeitos adversos da doença e quando o doente fica aliviado da doença (Oppenheimer, 2013). No entanto, outros factores importantes que podem ser utilizados para medir a satisfação do doente com o serviço incluem o custo dos cuidados; a qualidade dos cuidados em termos de preocupação do prestador, cortesia e capacidade de ouvir atentamente o problema; a confiança do pessoal na prestação de serviços; a coordenação dos cuidados.

2.7 Quadro teórico

Este estudo baseia-se na teoria dos sistemas. A teoria dos sistemas é uma teoria interdisciplinar sobre a natureza dos sistemas complexos na natureza, na sociedade e na ciência, e é um quadro através do qual se pode investigar e/ou descrever qualquer grupo de objectos que trabalham em conjunto para produzir algum resultado (Ferlie & Shortell (2011). A este respeito, as principais variáveis de um sistema implicam uma entrada, um processo, uma saída, um resultado e pessoas. A teoria dos sistemas exige que todos os componentes funcionem de forma interdependente numa inter-relação benéfica (Ferlie & Shortell, 2011). Isto está diretamente relacionado com este estudo, na medida em que, da mesma forma que existem componentes que têm de trabalhar em conjunto para produzir um resultado, o fornecimento e a utilização de EHP requerem RHH, disponibilidade de medicamentos, infra-estruturas de saúde e práticas organizacionais adequadas. Estas são variáveis que são abordadas neste estudo. Os profissionais de saúde podem estar a fornecer os PSCE, mas os doentes têm de estar disponíveis para utilização, de modo a melhorar os resultados em termos de saúde.

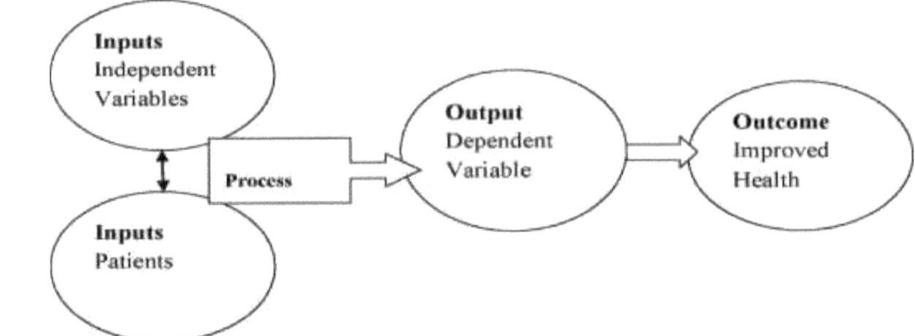

Figura 2.1 Quadro teórico

2.8 Quadro concetual

O estudo analisa tanto a oferta (fornecimento) como a procura (utilização) de EHP, que constituem as variáveis independentes e dependentes, respetivamente. Do lado da oferta, as variáveis são: número de recursos humanos para a saúde, satisfação profissional do pessoal e competência do pessoal; procedimento de aquisição, disponibilidade de medicamentos e de fornecimentos; práticas organizacionais que incluem o procedimento de consulta, o tempo de espera do doente; e infra-estruturas de saúde que incluem ambulâncias e equipamento médico. Do lado da procura, a variável é a satisfação com a oferta de EHP. A satisfação com a oferta de EHP é medida em termos de acesso aos serviços de saúde, centrando-se na acessibilidade económica, no acesso geográfico e na disponibilidade.

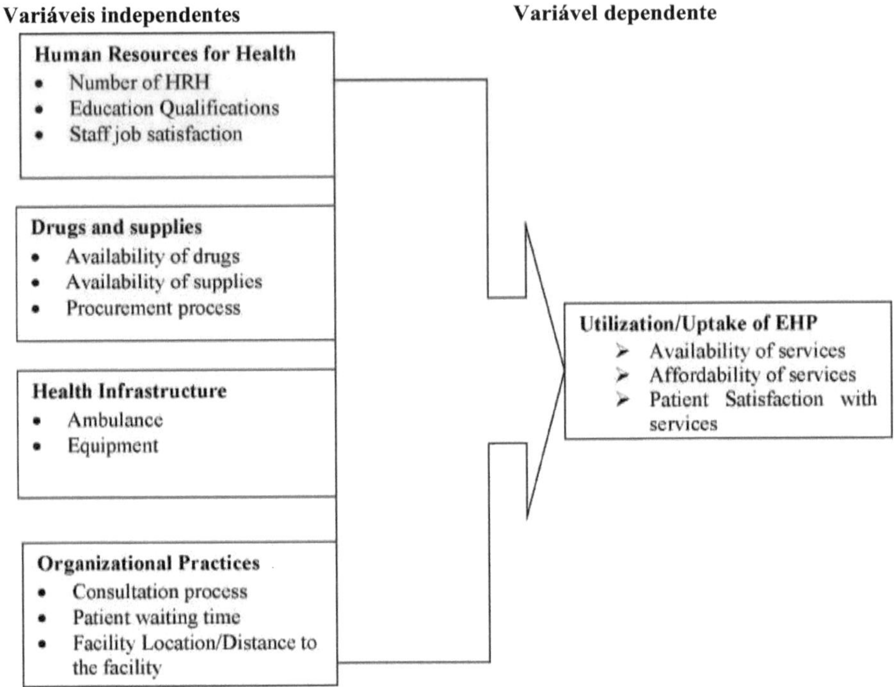

Figura 2.2 Quadro concetual

2.9 Conclusão

Em suma, a execução de um programa de saúde pública exige recursos. A execução de um programa de saúde pública exige a atração de novos recursos ou a transferência de recursos de algumas intervenções, programas ou instalações existentes. A PSR pode ajudar a melhorar os resultados no domínio da saúde, reforçar a equidade dos serviços de saúde e o acesso aos cuidados de saúde sem correr o risco de empobrecer financeiramente por ter de pagar os serviços.

A presença de serviços de saúde não garante que estes sejam utilizados de forma óptima pelos doentes. Muitas pessoas nas zonas rurais continuam a não ter acesso aos cuidados de saúde básicos devido à falta de acesso aos serviços de saúde, quer do ponto de vista financeiro quer geográfico. A pobreza é uma das principais razões pelas quais a maioria das pessoas nas zonas rurais não pode aceder aos cuidados de saúde básicos e, tal como referido na declaração do problema, a alarmante taxa de mortalidade materna em Homabay devido ao fraco acesso aos serviços de saúde pode ser resolvida quando os factores que influenciam a utilização dos EHP forem adequadamente abordados.

CAPÍTULO 3

METODOLOGIA

3.1 Introdução

Este é o mecanismo e o processo através do qual este estudo foi efectuado. Inclui a conceção do estudo, o local do estudo, a população-alvo, o processo de amostragem, a determinação da dimensão da amostra, os métodos de recolha de dados, a análise dos dados e a apresentação dos dados.

3.2 Conceção do estudo

Trata-se de um desenho de investigação transversal porque envolveu um estudo em dois hospitais públicos. Foi realizado um estudo transversal, com uma abordagem de métodos mistos, nos dois hospitais para responder às questões de investigação.

3.3 Local de estudo

O estudo foi efectuado nos hospitais públicos do condado de Homabay. O condado tem cinco unidades de saúde pública, nomeadamente o Hospital do Condado de Homabay, o Hospital do Sub-Condado de Mbita e os hospitais dos sub-condados de Karachuonyo, Rangwe e Ndhiwa. O estudo centrou-se nos dois principais hospitais de nível 3 e 2 (Homabay County Hospital e Mbita Sub-County Hospital, respetivamente) devido à sua localização no município. Além disso, estes dois hospitais são os maiores estabelecimentos que servem o maior número de habitantes do município, razão pela qual o estudo se centra neles.

3.4 População-alvo

O estudo teve como alvo 213 profissionais de saúde e 350 pacientes. Utilizou-se a média diária de pacientes porque a média mensal ou anual era demasiado ampla para cobrir e administrar o instrumento de investigação.

3.5 População da amostra

O estudo teve como alvo 213 profissionais de saúde, dos quais 138 (farmacêuticos 5, clínicos 13, funcionários do HMIS 8, enfermeiros 104 e gestores hospitalares 8) foram incluídos na amostra, e 350 pacientes, dos quais 186 foram incluídos na amostra. Os 8 gestores hospitalares foram os informadores-chave. A população da amostra incluiu apenas aqueles que estão diretamente envolvidos na distribuição dos Pacotes de Saúde Essenciais. Estes incluíam todos os funcionários registados nos hospitais. Os doentes (internados e não internados) que se encontravam no hospital na altura da entrevista foram amostrados aleatoriamente no ponto de saída. Foram excluídos os funcionários estudantes e os que estavam ausentes na altura do estudo. Os doentes do serviço de cirurgia foram excluídos do estudo devido ao seu estado de saúde delicado. Não teria sido fácil para eles responder ao questionário de forma adequada.

3.6 Determinação da dimensão da amostra

O estudo utilizou a fórmula de amostragem simplificada de Yamane para as proporções, que é adequada para uma população pequena e reduz ligeiramente a dimensão da amostra, tal como revisto por Ray (2009). A fórmula foi utilizada para determinar a dimensão da amostra para os prestadores de cuidados de saúde e para os doentes.

$n = N / (1 + N(e^2))$

Onde;

n é a dimensão da amostra

N é o tamanho da população

e é o nível de exatidão (margem de erro)

Para os trabalhadores do sector da saúde:

$n_1 = 213 / (1 + 213(0.05)^2)$

$n_1 = 138.989$. Assim, $n_1 = 138$

Quadro 3.1 Distribuição dos trabalhadores do sector da saúde incluídos na amostra por quadros

	Hospital do Condado de Homabay	**Amostragem**	**Mbita Sub Hospital do Condado**	**Amostragem**	**Total N(%)**	**Total da amostra**
Farmacêuticos	5	3	3	2	8 (3.76)	5
Clínicos	13	8	7	5	20(9.39)	13
Responsáveis pelo HMIS	9	6	4	2	13(6.10)	8
Enfermeiras	113	73	47	31	160(75.11)	104
Gestores hospitalares	8	5	4	3	12(5.63)	8
População total	**148**	**95**	**65**	**43**	**213(100)**	**n_1 = 138**

NOTA: Os chefes de departamento foram classificados como gestores hospitalares e constituíram a amostra de informadores-chave.

Para os doentes

$n2 = 350/ (1 + 350(0.05)^2)$

$n2 = 186.666$. Assim, $n2 = 186$

Quadro 3.2 Amostragem de doentes

	Condado de Homabay	**Sub-condado de Mbita**	**Total**	**Tamanho da amostra**
Média diária de pacientes	270	80	350	
Amostragem	143	43	186	n2=186

3.7 Procedimento de amostragem

O estudo utilizou métodos de amostragem intencionais e de conveniência para selecionar os hospitais a estudar. A justificação para a utilização do método de amostragem intencional entre os hospitais deveu-se ao seu número reduzido (5), nomeadamente o Hospital do Condado de Homabay, o Hospital do Subcondado de Mbita e os hospitais dos subcondados de Karachuonyo, Rangwe e Ndhiwa. Por conseguinte, este estudo centrou-se no hospital do condado de Homabay e no hospital do sub-condado de Mbita. Para além da sua localização no município, que é conveniente, os dois hospitais são as maiores unidades de saúde pública do condado, com 280 camas e 21 camas, respetivamente, servindo a maior parte do condado, com uma população de 963 794 habitantes, de acordo com o censo nacional de 2009. Foi utilizado o método de amostragem estratificada para o pessoal com base nos quadros, a fim de obter uma população de amostra representativa de todos os quadros. Em seguida, foi utilizado o método de amostragem proporcional para dividir a dimensão da amostra proporcionalmente pela percentagem da população total. Ou seja, a população total por quadro em relação à população geral multiplicada pela dimensão da amostra determinada. Obteve-se assim a dimensão da amostra por quadro a utilizar no estudo. O método de amostragem proporcional assegurou que os quadros estivessem representados proporcionalmente na dimensão final da amostra determinada, tal como ilustrado nos quadros 3.1 e 3.2. Tanto a amostragem estratificada como a amostragem proporcional foram utilizadas entre os pacientes para obter um tamanho de amostra para cada estabelecimento. O estudo utilizou a taxa de comparência diária para garantir um tamanho de amostra manejável, porque a taxa de comparência mensal ou anual teria dado uma amostra enorme que poderia não ter sido alcançada durante o estudo, uma vez que a recolha de dados foi efectuada num dia. De seguida, foi realizada uma entrevista de saída para recolher informações sobre a utilização dos serviços.

3.8 Instrumentos de recolha de dados

Este estudo utilizou um questionário estruturado para os profissionais de saúde e os doentes. Um questionário estruturado é menos dispendioso do que entrevistar um grande número de pessoas; é uma forma rápida e eficiente de obter informações de um grande número de indivíduos; e assegura o anonimato dos participantes (Ray, 2009). Para recolher informações, foi utilizado um guia de informadores-chave entre os chefes de departamento do hospital.

3.9 Pré-teste de ferramentas

Foi efectuado um pré-teste dos instrumentos de investigação no Hospital do Condado de Homabay como forma de prever a probabilidade de sucesso do estudo. O pré-teste foi realizado entre os pacientes e os profissionais de saúde (escolhidos aleatoriamente) para garantir que os instrumentos de investigação pudessem cumprir o objetivo pretendido antes do início do estudo propriamente dito. Com base no resultado do estudo de pré-teste, o questionário foi reformulado para garantir que os dados corretos fossem recolhidos no estudo real.

3.9.1 Validade

A fim de garantir a validade dos questionários, a sua exatidão foi testada durante o pré-teste entre os inquiridos amostrados aleatoriamente no hospital. Enquanto algumas perguntas produziram os resultados esperados, outras foram reestruturadas e reescritas com base na forma como os inquiridos as entenderam, a fim de obter respostas exactas durante o estudo real.

3.9.2 Fiabilidade

A fim de garantir que a utilização do mesmo questionário produz os mesmos resultados, a fiabilidade dos questionários foi medida através da aplicação dos mesmos questionários aos mesmos inquiridos em duas ocasiões distintas. Foi fixado um coeficiente de fiabilidade de 0,8 para garantir uma boa fiabilidade. As respostas dadas em duas ocasiões distintas foram correlacionadas, tendo-se obtido um coeficiente de fiabilidade de 0,9, superior ao coeficiente de fiabilidade aceitável, que se situa entre 0,7 e 0,8.

3.10 Métodos de recolha de dados

O estudo utilizou métodos de estudo quantitativos e qualitativos durante a recolha de dados, nomeadamente um questionário estruturado e um guia de entrevista. Para a recolha de dados, foi utilizado um questionário estruturado, auto-administrado , entre a população-alvo (farmacêuticos, médicos, funcionários do HMIS e enfermeiros). Foi efectuada uma entrevista de saída aos pacientes no ponto de saída das instalações para recolher informações sobre a satisfação com a prestação de serviços. Foi utilizado um guia de informadores-chave entre os chefes de departamento do hospital para recolher informações sobre as infra-estruturas hospitalares e os níveis de competência do pessoal.

3.11 Considerações éticas

Foram consideradas questões éticas como o consentimento e o acesso à informação nos hospitais. Antes do início do estudo, foi obtida autorização das respectivas autoridades dos hospitais e do Comité de Ética e Investigação Institucional (IREC) da Universidade Metodista do Quénia. Isto permitiu o acesso autorizado a todas as informações necessárias para a investigação. Foi também solicitado o consentimento informado de todos os inquiridos.

3.12 Análise e apresentação de dados

Os dados quantitativos foram codificados e a análise efectuada com a utilização do SPSS. Isto envolveu tanto a estatística descritiva como a inferencial. A estatística descritiva foi utilizada para descrever o estado das variáveis independentes (RHS, disponibilidade de medicamentos e consumíveis, infra-estruturas de saúde e práticas organizacionais) e da variável dependente (utilização de EHP). A estatística inferencial foi utilizada para gerar conclusões sobre a influência das variáveis independentes na variável dependente. A apresentação dos dados foi feita por meio de tabelas.

CAPÍTULO 4

RESULTADOS E DEBATES

4.1 Introdução

Esta secção apresenta os resultados do estudo, bem como as discussões. Os resultados serão apresentados pela ordem dos objectivos da investigação. A validade e a fiabilidade dos resultados foram asseguradas como indicado no capítulo 3 acima. O estudo registou uma taxa de resposta de 100% com base na população amostrada, tanto para os profissionais de saúde (138) como para os pacientes (186). Os resultados são os seguintes:

4.2 . A Influência dos Recursos Humanos para a Saúde na Utilização do PSCE

4.2.1 Número de Recursos Humanos para a Saúde

Quando se perguntou aos profissionais de saúde como classificariam o número de profissionais de saúde no hospital numa escala de mau, razoável, bom, muito bom e excelente, a maioria 102 (73,9%) disse mau, enquanto 36 (22,1%) disseram razoável. Quando se perguntou aos profissionais de saúde como classificariam o rácio profissional de saúde/doente no hospital, a maioria 105 (76%) disse que era mau, enquanto 33 (24%) disse que era razoável. A maioria dos profissionais de saúde 86,9% (120) não estava satisfeita com o número atual de profissionais de saúde no hospital. Do estudo, 138 (100%) dos profissionais de saúde disseram que há necessidade de mais profissionais de saúde no hospital. Os informadores-chave concordaram que o distrito de Homabay precisa de mais profissionais de saúde para poder prestar serviços de saúde à população. Para além disso, os informadores afirmaram que, desde os anos 90, a relação entre profissionais de saúde e pacientes é fraca. Segue-se um excerto de um informador-chave:

"Tradicionalmente, o condado de Homabay não dispõe de profissionais de saúde em número suficiente. Dependemos maioritariamente dos estudantes do KMTC para alguns turnos. Se me perguntarem, eu recomendaria que o condado se concentrasse em contratar mais profissionais de saúde para normalizar a proporção de profissionais de saúde por paciente, que tem sido muito má desde que me lembro" (KII 2).

Estes resultados são semelhantes aos de Oppenheimer (2013), que concluiu que a falta de profissionais de saúde pode inibir a prestação de serviços, limitando a oferta de serviços disponíveis. No que diz respeito à satisfação dos doentes com a prestação de serviços, é evidente que a falta de profissionais de saúde suficientes é responsável pela baixa prestação de serviços, o que significa que os doentes não estão satisfeitos com os serviços resultantes de profissionais de saúde inadequados. Por conseguinte, a disponibilidade de recursos humanos para a saúde influencia diretamente a utilização dos serviços. Isto é justificado pelo coeficiente de regressão positivo de 0,25 do número de profissionais de saúde, indicando que um aumento de um profissional de saúde no número de profissionais de saúde resultará num aumento de 0,25 unidades na utilização dos EHP, desde que todos os outros factores se mantenham constantes. Além disso, o número de profissionais de saúde tem o resultado t mais elevado, que é altamente significativo, 0,008, e o resultado mais elevado na correlação, mostrando uma relação mais estreita com a utilização de EHP em comparação com os outros indicadores, como se mostra no Quadro 4.3.

4.2.2 Habilitações académicas

Quadro 4.1 Habilitações académicas dos profissionais de saúde

Quadro	**Qualificação académica**			**Total**
	Certificado N(%)	**Diploma N(%)**	**Grau N(%)**	**N(%)**
Enfermeiras	21(20.2)	79(76.0)	4(3.8)	104(100.0)
Farmacêuticos	2(40.0)	3(60.0)	0(0.0)	5(100.0)
Responsáveis pelo HMIS	1(12.5)	6(75.0)	1(12.5)	8(100.0)
Clínicos	2(15.4)	8(61.5)	3(23.1)	13(100.0)
Gestores hospitalares	2(25.0)	4(50.0)	2(25.0)	8(100.0)
Total	**28(20.3)**	**100(72.5)**	**10(7.2)**	**138(100.0)**

De acordo com o quadro 4.1, 100 (72,5%) dos profissionais de saúde do condado de Homabay possuem um diploma e
apenas 10 (7,2%) possuem licenciatura. 71 (51,4%) dos profissionais de saúde admitiram que têm formação interna anual, enquanto 67 (48,6%) disseram que têm formação interna trimestral. 107 (77,5%) dos profissionais de saúde admitiram que têm formação externa anual, enquanto 31 (22,4%) disseram que têm formação externa trimestral. De acordo com Palmer (2011), as formações consistentes do pessoal aumentam a capacidade dos profissionais de saúde para prestar serviços de forma mais eficaz e aumentam as suas qualificações para enfrentar os desafios diários associados à prestação de serviços.

Estes resultados indicam qualificações mínimas com uma formação interna e externa mínima dos profissionais de saúde. No entanto, os informadores-chave concordam que os profissionais de saúde recebem pouca ou nenhuma formação. Um dos informantes-chave mencionou que "as formações externas só são frequentadas pelos quadros superiores que não têm nada a ver com a prestação de serviços" (KII 1). Além disso, os resultados da regressão mostram que uma mudança positiva no nível de educação dos profissionais de saúde em uma unidade resultará num aumento da utilização do EHP em 0,101 unidades, desde que todos os factores sejam mantidos constantes, como indicado na tabela 4.3. Este estudo concorda com Palmer (2011), que concluiu que a falta de profissionais de saúde altamente qualificados é um impedimento direto à prestação de serviços de saúde. Muitas pessoas que procuram cuidados de saúde são forçadas a reagendar consultas médicas ou a procurar medicação noutro local devido à falta de profissionais qualificados (Palmer, 2011). Por conseguinte, a falta de pessoal altamente qualificado em número suficiente implica uma baixa utilização dos serviços entre os pacientes, uma vez que muitos são obrigados a procurar serviços noutro local ou a remarcar uma consulta.

4.2.3 Satisfação profissional do pessoal

Quadro 4.2 Horas de trabalho semanais dos profissionais de saúde e nível de satisfação com o trabalho

Quadro	**Hora de trabalho por semana**		**Total**	**Satisfação profissional**		**Total**
	41-50 N(%)	**51+** N(%)	N(%)	**De alguma forma Satisfeito** N(%)	**Não Satisfeito** N(%)	N(%)
Enfermeiras	41(39.4)	63(60.6)	104(100.0)	31(29.8)	73(70.2)	104(100.0)
Farmacêuticos	0(0.0)	5(100.0)	5(100.0)	2(40.0)	3(60.0)	5(100.0)
Responsáveis pelo HMIS	3(37.5)	5(62.5)	8(100.0)	4(50.0)	4(50.0)	8(100.0)
Clínicos	9(69.2)	4(30.8)	13(100.0)	2(15.4)	11(84.6)	13(100.0)
Hospital Gestores	4(50.0)	4(50.0)	8(100.0)	2(25.0)	6(75.0)	8(100.0)
Total	**57(41.3)**	**81(58.7)**	**138(100.0)**	**41(29.7)**	**97(70.3)**	**138(100.0)**

O Quadro 4.2 indica que 81 (58,7%) profissionais de saúde trabalham mais de 51 horas por semana, enquanto os restantes 57 (41,3%) trabalham entre 41 e 50 horas por semana. 97 (70,3%) dos profissionais de saúde não estão satisfeitos com os seus empregos, enquanto 41 (29,7%) estão de alguma forma satisfeitos com os seus empregos. Além disso, 109 (79%) profissionais de saúde disseram que não estão satisfeitos com o seu rendimento, enquanto 29 (21%) estão de alguma forma satisfeitos com o seu rendimento. Quando questionados sobre a carga de trabalho no hospital, 112 (81,1%) profissionais de saúde admitem que há demasiada carga de trabalho no hospital, enquanto 26 (18,9%) dizem que a carga de trabalho é muita. Além disso, os informadores-chave salientaram que a insatisfação com o trabalho se deve ao facto de haver demasiada carga de trabalho que tem de ser feita pelos poucos profissionais de saúde disponíveis. Um informador-chave referiu que "sentimo-nos sobrecarregados e podemos não conseguir prestar serviços como esperado. Não há praticamente nada que nos motive" (KII 5). Esta é uma indicação direta de baixa satisfação com o trabalho e, como mostra a tabela 4.3, uma mudança positiva na satisfação no trabalho em uma unidade resultará num aumento na utilização de EHP em 0,114 unidades, desde que outros factores sejam mantidos constantes. Estas conclusões são justificadas por Einstein (2012), que concluiu que os sinais de insatisfação no trabalho resultam num elevado absentismo,

baixa produtividade, agitação laboral, elevada rotação de mão de obra e acções laborais, o que leva a um baixo número de pessoas que procuram cuidados de saúde devido ao receio de serviços de má qualidade. Por conseguinte, os doentes podem ter recebido serviços de má qualidade devido à insatisfação do pessoal de saúde. Em última análise, isto leva à insatisfação dos doentes com os serviços prestados de forma deficiente, sem preocupações devido ao cansaço.

Tabela 4.3: Relações entre Recursos Humanos para a Saúde e Utilização de EHP

Coeficientes[a] Modelo		Não normalizado Coeficientes B	Não normalizado Coeficientes Std. Erro	Normalizado Coeficientes Beta	t	Sig.	95,0% de confiança Intervalo para B Inferior Ligado	95,0% de confiança Intervalo para B Superior Ligado	Correlações Ordem zero	Correlações Parcial	Correlações Parte
1	(Constante)	1.347	.329		4.093	.000	.696	1.998			
	Nível de Educação	.101	.061	.140	1.663	.099	.221	.019	.112	.142	.138
	Satisfação profissional	.114	.068	.142	1.684	.094	.248	.020	.110	.144	.140
	Número de trabalhadores do sector da saúde	.250	.093	.230	2.696	.008	.067	.434	.184	.227	.224

a. Variável dependente: Utilização do EHP

Declaração de modelo

Y=a+bX1+cX2+dX3

Y=Utilização de EHP

X1= Nível de instrução

X2= Satisfação profissional

X3= Número de trabalhadores do sector da saúde

O modelo de regressão do estudo

Utilização dos EHP = 1,347 + 0,101 Nível de educação + 0,114 Satisfação no trabalho + 0,25 Número de profissionais de saúde. De acordo com os resultados do modelo de regressão, uma mudança positiva no nível de educação do pessoal em uma unidade resultará num aumento da utilização dos EHP em 0,101 unidades, desde que todos os factores se mantenham constantes. Uma mudança positiva de uma unidade na satisfação no trabalho resultará num aumento de 0,114 unidades na utilização dos EHP, desde que os outros factores se mantenham constantes. Um aumento do número de profissionais de saúde em um profissional de saúde resultará num aumento da utilização dos EHP em 0,25 unidades. Em suma, os recursos humanos no sector da saúde

As variáveis independentes (RHS) influenciam positivamente a utilização de EHP. Além disso, as variáveis independentes (RHS) apresentam uma correlação positiva com a variável dependente (Utilização dos PSCE), indicando uma relação estreita. Por exemplo, o número de profissionais de saúde tem o resultado t mais elevado, que é altamente significativo, 0,008, e o resultado mais elevado na correlação, mostrando uma relação mais estreita com a utilização dos PSCE em comparação com os outros indicadores.

4.3 O Efeito dos Medicamentos e Insumos na Utilização do PSCE

4.3.1 Disponibilidade de medicamentos e consumíveis

Quando se perguntou aos profissionais de saúde se têm todos os medicamentos que prescrevem aos pacientes, bem como os materiais necessários para a prestação de serviços, 100% (138) dos profissionais de saúde disseram que não têm todos os medicamentos que prescrevem aos pacientes, nem têm todos os materiais necessários para prestar serviços aos pacientes. Como mostra a tabela 4.4 abaixo, a maioria dos profissionais de saúde 70 (50,7%) às vezes pede aos pacientes que comprem medicamentos noutro lugar porque não têm medicamentos no hospital.

Quadro 4.4 Resposta dos profissionais de saúde sobre a frequência com que os doentes são convidados a comprar medicamentos noutro local

Quadro	Comprar drogas noutro local			Total N(%)
	quase sempre N(%)	**Por vezes N(%)**	**de vez em quando N(%)**	
Enfermeiras	11(10.6)	53(51.0)	40(38.5)	104(100.0)
Farmacêuticos	0(0.0)	4(80.0)	1(20.0)	5(100.0)
Responsáveis pelo HMIS	2(25.0)	4(50.0)	2(25.0)	8(100.0)
Clínicos	4(30.8)	5(38.5)	4(30.8)	13(100.0)
Gestores hospitalares	4(50.0)	4(50.0)	0(0.0)	8(100.0)
Total	**21(15.2)**	**70(50.7)**	**47(34.1)**	**138(100.0)**

Do quadro 4.4 acima, a maioria dos farmacêuticos, 4 (80%), pede por vezes aos doentes que comprem medicamentos noutro local devido à falta de medicamentos nos hospitais. 21 (15,2%) dos profissionais de saúde referem que pedem quase sempre aos doentes para comprarem medicamentos noutro local, enquanto 47 (34,1%) dos profissionais de saúde referem que o fazem de vez em quando. De acordo com os doentes, 180 (96,8%) afirmaram que lhes foi pedido que comprassem os medicamentos prescritos noutro local. Apenas 6 (3,2%) não foram solicitados a comprar medicamentos noutro local.

Quadro 4.5: Resposta dos doentes sobre a frequência com que compram medicamentos noutro local quando lhes é pedido

Género	Com que frequência compra drogas noutro local quando lhe é pedido				Total N(%)
	Quase sempre N(%)	Por vezes N(%)	De vez em quando N(%)	Raramente N(%)	
Masculino	35(50.0)	20(28.6)	12(17.1)	3(4.3)	70(100.0)
Feminino	4(3.5)	72(63.7)	22(19.5)	15(13.3)	113(100.0)
Total	**39(21.3)**	**92(50.3)**	**34(18.6)**	**18(9.8)**	**183(100.0)**

Dos doentes a quem foi pedido que comprassem medicamentos noutro local, conforme indicado na tabela 4.5 acima, 92 (50,3%) dizem que às vezes compram medicamentos noutro local, 39 (21,3%) dizem que quase sempre, 34 (18,6%) dizem que de vez em quando e 18 (9,8%) dizem que raramente. Isto implica que 52 (28,4%) não compram medicamentos e continuam doentes apesar de lhes ser pedido para comprarem medicamentos.

Comparando as respostas, os profissionais de saúde parecem pedir a poucos doentes que comprem medicamentos noutro local, em comparação com o número de doentes que dizem que lhes é pedido que comprem medicamentos noutro local. Por exemplo, 91 (65,7%) dos profissionais de saúde admitem pedir aos doentes que comprem medicamentos noutro local, enquanto 131 (71,6%) dos doentes dizem que lhes é pedido que comprem medicamentos noutro local. As respostas são comparáveis, com mais de metade dos doentes a indicarem que lhes foi pedido para comprarem medicamentos noutro local, e mais de metade dos profissionais de saúde a indicarem que pediram aos doentes para comprarem medicamentos noutro local.

Tabela 4.6 Como os pacientes classificam a disponibilidade de medicamentos e suprimentos no hospital

Género **Como avalia a disponibilidade de medicamentos** **Total** **Muito Bom Bom Razoável Fraco N(%) N(%) N(%) N(%) N(%)**				
Masculino	2(2.7)	6(8.2) 15(20.5)	50(68.5)	73(100.0)
Feminino	9(8.0)	0(0.0) 34(30.1)	70(61.9)	113(100.0)
Total	**11(6.0)**	**6(3.2) 49(26.3)**	**120(64.5)**	**186(100.0)**
	Como é que	**disponibilidade de taxas <**	**do Supplie;**	**s Total**
Masculino	6(8.2)	4(5.5) 18(24.7)	45(61.6)	73(100.0)
Feminino	14(12.4)	6(5.3) 35(31.0)	58(51.3)	113(100.0)
Total	**20(10.8)**	**10(5.4) 53(28.5)**	**103(55.4)**	**186(100.0)**

Este estudo revelou que 120 (64,5%) dos doentes classificaram a disponibilidade de medicamentos como má, enquanto apenas 11 (6%) classificaram a disponibilidade de medicamentos como muito boa. Relativamente à disponibilidade de consumíveis, 103 (55,4%) dos doentes classificaram a disponibilidade de consumíveis como má e apenas 20 (10,8%) classificaram a disponibilidade de consumíveis como muito boa, como indicado no quadro 4.6. Por conseguinte, a disponibilidade tanto de medicamentos como de materiais é geralmente má nos hospitais. Estas constatações são semelhantes às anteriores, em que 131 (71,6%) dos doentes afirmam que lhes é pedido que comprem medicamentos noutro local, uma vez ou outra. Além disso, os informadores-chave admitem que os hospitais não dispõem de medicamentos em quantidade suficiente e que, de um momento para o outro, é pedido aos doentes que comprem os medicamentos prescritos noutro local. Segue-se um excerto de um informador-chave:

"Penso que a falta de medicamentos é uma das principais razões para a baixa utilização dos serviços. Os doentes queixam-se de que lhes é pedido que comprem medicamentos noutros locais e dizem que não podem comprá-los noutros locais, mas o que podemos fazer, nós usamos o que temos" (KII 2)

Com base nas respostas anteriores, é evidente que os hospitais não dispõem de todos os medicamentos que prescrevem aos doentes, bem como dos materiais de que necessitam para oferecer a maioria dos serviços. O estudo mostra que a disponibilidade de medicamentos influencia a utilização dos EHP com base na tabela 4.7, que mostra que uma alteração positiva na disponibilidade de medicamentos em uma unidade resultará num aumento da utilização dos EHP em 0,135 unidades, desde que os outros factores se mantenham constantes. Além disso, a disponibilidade de medicamentos tem o resultado t mais elevado e altamente significativo, 0,22, e o resultado mais elevado em termos de correlação, 0,189, mostrando uma relação mais estreita com a utilização de EHP em comparação com os outros indicadores. Estes resultados mostram uma tendência semelhante à encontrada por Ensor et al. (2009) no Uganda, que indicou que 60% das pessoas que necessitavam de cuidados médicos foram convidadas a comprar medicamentos noutro local devido à falta de medicamentos prescritos pelos médicos, e não o fizeram. Além disso, Ensor et al. (2009) descobriram que a falta de fiabilidade na obtenção de medicamentos e de material médico compromete a prestação atempada de serviços de qualidade. A prestação de serviços de saúde de qualidade depende da presença de profissionais de saúde qualificados que trabalhem num ambiente em que os medicamentos e o material médico estejam disponíveis quando necessário, em quantidade adequada e com qualidade assegurada (Ensor et al., 2009). Isto significa que os pacientes não utilizam o EHP porque a maioria é convidada a comprar medicamentos noutro local.

4.3.2 Processo de aquisição

Os resultados dos procedimentos de aquisição mostram que 51 (37%) dos profissionais de saúde afirmam ter conhecimento de um período definido para a encomenda de medicamentos. No entanto, 35 (68,6%) dos profissionais de saúde que afirmaram ter um período de aquisição definido disseram que encomendam medicamentos anualmente. Os 16 (31,4%) dos profissionais de saúde encomendam medicamentos trimestralmente. Por outro lado, 87 (63%) dos profissionais de saúde que não têm conhecimento de qualquer período de aquisição existente têm opiniões diferentes sobre a altura em que os medicamentos e consumíveis são encomendados. 35 (40,2%) dos profissionais de saúde que não têm conhecimento de qualquer período definido para a encomenda de medicamentos disseram que os medicamentos são encomendados quando há fundos disponíveis, (26,4%) afirmaram que os medicamentos e os produtos são encomendados quando são necessários, enquanto os restantes 29

(33,4%) disseram que fazem encomendas quando não há stock. Apesar destas variações na encomenda de medicamentos, a maioria, 97 (70,3%) dos profissionais de saúde, disse que recebe os seus medicamentos e consumíveis dois meses após a encomenda, 23 (16,7%) dos profissionais de saúde disseram que a entrega é feita após um mês. Os restantes 18 (13%) disseram que demoram até três meses a receber os medicamentos e consumíveis. Apesar desta demora na receção, 138 (100%) dos profissionais de saúde afirmaram que não recebem todos os medicamentos e materiais que encomendam e, ao mesmo tempo, há casos de medicamentos fora de prazo, como admitiram 133 (96,4%) dos profissionais de saúde. 3 (2,2%) disseram que na maioria das vezes, enquanto 2 (1,4%) disseram que não têm casos de medicamentos fora de prazo. As respostas dos informadores-chave também indicaram que os hospitais não dispõem de um sistema de aquisição fiável e que, para além de os hospitais receberem os medicamentos mais tarde após a encomenda, nem todos os medicamentos encomendados chegam aos hospitais. De facto, um informador-chave referiu que "por vezes, fazemos encomendas quando a administração sente que tem dinheiro para o fazer e, na maioria das vezes, os medicamentos encomendados não são entregues a tempo ou não são entregues de todo" (KII 8). Além disso, o resultado da regressão na tabela 4.7 mostra que uma mudança positiva no processo de aquisição em uma unidade resultará num aumento da utilização do EHP em 0,027 unidades, desde que todos os factores sejam mantidos constantes. Estes resultados são consistentes com a afirmação de Wamala et al (2010) de que é necessário que os gestores hospitalares tenham um sistema de aprovisionamento eficaz com um nível de encomenda pré-definido que seja consistente com as necessidades das pessoas e que entregue os medicamentos encomendados a tempo. Além disso, Wamala et al (2010) concluíram que a entrega inoportuna de medicamentos e consumíveis continua a ser uma das causas da indisponibilidade de medicamentos nos hospitais, levando à prevalência de doenças que, de outra forma, teriam sido tratadas.

Tabela 4.7: Relações entre medicamentos e insumos e a utilização do PSCE

Coeficientes[a]		Não padronizado Coeficientes		Normalizado Coeficientes			95,0% Intervalo de confiança para B		Correlações		
Modelo		B	Std. Erro	Beta	t	Sig.	Inferior Ligado	Superior Ligado	Ordem zero	Parcial	Parte
1	(Constante)	.856	.343		2.493	.014	.177	1.534			
	Satisfação com o processo de aquisição	.027	.046	.050	.585	.559	.117	.064	.054	.050	.050
	Disponibilidade de medicamentos	.135	.058	.200	2.316	.022	.020	.250	.189	.196	.196
	Disponibilidade de suprimentos	.111	.166	.058	.667	.506	.440	.218	.017	.058	.056

a. Variável Dependente: Utilização do EHP

Declaração de modelo

Y=a+bX1+cX2+dX3

Y=Utilização de EHP

X1= Satisfação com o processo de aquisição

X2= Disponibilidade de medicamentos

X3= Disponibilidade de fornecimentos

O modelo de regressão do estudo

Utilização de EHP = 0,856 + 0,027 Processo de aprovisionamento + 0,135 Disponibilidade de medicamentos + 0,111 Disponibilidade de consumíveis. De acordo com os resultados acima, uma alteração positiva no processo de aquisição por uma unidade resultará num aumento da utilização de EHP em 0,027 unidades, desde que todos os factores se mantenham constantes. Uma alteração positiva na disponibilidade de medicamentos por uma unidade resultará num aumento da utilização de EHP em 0,135 unidades, desde que os outros factores se mantenham constantes. Um aumento de uma unidade na disponibilidade de consumíveis resultará num aumento de 0,111 unidades na utilização de EHP. Em suma, as variáveis medicamentos e consumíveis influenciam positivamente a disponibilidade de serviços e, por conseguinte, a utilização dos EHP. Para além disso, as variáveis independentes (medicamentos e consumíveis) apresentam uma correlação positiva com a variável dependente (utilização dos EHP), o que indica uma relação estreita. Por exemplo, a disponibilidade de medicamentos tem o valor mais elevado de t-score, que é altamente significativo, 0,22, e o valor mais elevado de correlação de 0,189, mostrando uma relação mais estreita com a utilização de EHP em comparação com os outros indicadores.

4.4 O papel das infra-estruturas de saúde na utilização da EHP

4.4.1 Ambulância

O estudo mostra que quase todos os hospitais têm ambulâncias, de acordo com 134 (97,1%) dos profissionais de saúde. No entanto, quando questionados sobre a operacionalidade das ambulâncias, 115 (83,3%) dos profissionais de saúde afirmaram que as ambulâncias não estão operacionais. Apenas 23 (16,7%) disseram que estão operacionais. Esta é uma indicação da falta de respostas médicas de emergência que requerem ambulâncias. Isto está de acordo com o Relatório Anual de Estatísticas do Setor da Saúde (2008), que afirmava que apenas algumas instalações têm ambulâncias operacionais, o que leva a respostas médicas deficientes em caso de emergência. Os informadores-chave também concordaram que as instalações têm ambulâncias, mas na maioria dos casos não estão operacionais. Um informador-chave referiu que "as nossas ambulâncias estão simplesmente estacionadas no exterior, deve ter visto uma lá fora. No entanto, não estão em condições de serem utilizadas. Por vezes, não conseguimos responder a casos de emergência por causa disso" (KII 5). Como se vê na tabela 4.8, os resultados da regressão mostram que uma mudança positiva na disponibilidade de ambulâncias operacionais em uma unidade resultará em um aumento na utilização do EHP em 0,120 unidades, desde que todos os fatores sejam mantidos constantes. Por conseguinte, a falta de ambulâncias operacionais influencia a utilização do EHP porque as pessoas que são encaminhadas para outro local para procurar os serviços que teriam recebido podem nem sequer voltar ao estabelecimento numa data posterior.

4.4.2 Equipamento médico

Quando questionados sobre a existência de equipamento médico de base, 112 (81,2%) dos profissionais de saúde afirmaram possuir o equipamento médico de base necessário para prestar serviços. 26 (18,8%) disseram que não possuem equipamentos médicos básicos. No entanto, 138 (100%) dos profissionais de saúde afirmam ter encaminhado ou ter conhecimento de um paciente encaminhado para outro local devido à falta de equipamento básico necessário para o serviço. Com 72 (52,2%) a admitir a falta de um departamento de engenharia médica funcional, é evidente que o equipamento médico não é objeto de uma manutenção adequada, tornando-se obsoleto rapidamente. Além disso, os informadores-chave apoiaram as respostas e afirmaram que muitos doentes estão a ser encaminhados para outros locais devido à falta de equipamento médico básico. Um dos informadores-chave salientou que "temos equipamento médico antigo e a maior parte não funciona. A sua aquisição demora muito tempo e, como sabem, alguns dos equipamentos médicos não podem ser reparados, por isso, o que fazemos nesses casos é pedir aos doentes que procurem serviços que exijam esses equipamentos noutro local" (KII 7). Os resultados da regressão na tabela 4.8 mostram que uma mudança positiva na disponibilidade de equipamento médico em uma unidade resultará num aumento da utilização do EHP em 0,183 unidades, desde que outros factores sejam mantidos constantes. Além disso, a disponibilidade de equipamento médico tem o resultado t mais elevado e altamente significativo (0,47) e o resultado mais elevado em termos de correlação (0,195), mostrando uma relação mais estreita com a utilização de EHP, em comparação com os outros indicadores . Por conseguinte, a disponibilidade de equipamento médico influencia diretamente a disponibilidade do serviço e, consequentemente, a satisfação do doente.

É, portanto, evidente que as instalações carecem de equipamento médico funcional, o que leva à falta de serviços básicos que requerem equipamento médico. Quando um paciente é encaminhado para outro local para tratamento devido à falta do equipamento necessário, ou quando os profissionais de saúde não conseguem responder a casos de emergência devido à falta de ambulâncias operacionais, o público é privado de serviços, o que explica o papel das infra-estruturas de saúde na prestação de serviços. As conclusões são coerentes com as de Palmer (2011), que deduziu que as instalações requerem um sistema de manutenção eficaz para continuarem a funcionar. Palmer (2011) também concorda que muitos fundos são canalizados para a compra de novos equipamentos, enquanto outros que poderiam ser reparados são deitados fora. É importante que os hospitais tenham todas as suas máquinas a funcionar para poderem prestar à população os serviços de que necessitam.

Tabela 4.8: Relações entre Infra-estruturas de Saúde e Utilização de EHP

Coeficientes[a]		Não padronizado Coeficientes		Normalizado Coeficientes			95,0% Intervalo de confiança para B		Correlações		
Modelo		B	Std. Erro	Beta	t	Sig.	Inferior Ligado	Superior Ligado	Ordem zero	Parcial	Parte
1	(Constante)	.895	.133		6.707	.000	.631	1.159			
	Disponibilidade de ambulâncias operacionais	.120	.192	.055	.628	.531	.259	.499	.075	.054	.053
	Disponibilidade de equipamento médico	.183	.091	.195	2.001	.047	.363	.002	.195	.171	.170
	Departamento de Engenharia Médica existente	.015	.070	.020	.219	.827	.154	.123	.050	.019	.019

a. Variável dependente: Utilização do EHP

Declaração de modelo

Y=a+bX1+cX2+dX3

Y= Utilização de EHP

X1= Disponibilidade de ambulâncias operacionais

X2= Disponibilidade de equipamento médico

X3= Disponibilidade de um serviço de engenharia médica

O modelo de regressão do estudo

Utilização de EHP = 0,895 + 0,120 Disponibilidade de Ambulâncias Operacionais + 0,183 Disponibilidade de Equipamento Médico + 0,015 Departamento de Engenharia Médica. De acordo com o modelo de regressão, uma alteração positiva na disponibilidade de ambulâncias operacionais em uma unidade resultará num aumento da utilização de EHP em 0,120 unidades, desde que todos os factores se mantenham constantes. Uma alteração positiva na disponibilidade de equipamento médico em uma unidade resultará num aumento da utilização de EHP em 0,183 unidades, desde que os outros factores se mantenham constantes. Em suma, as variáveis relativas a medicamentos e consumíveis influenciam positivamente a utilização de EHP. Para além disso,

As variáveis independentes (Infra-estruturas de saúde) apresentam uma correlação positiva com a variável dependente (Utilização de EHP), indicando uma relação estreita. Por exemplo, a disponibilidade de equipamento médico tem o resultado t mais elevado e altamente significativo, 0,47, e o resultado mais elevado na correlação, 0,195, mostrando uma relação mais estreita com a utilização de EHP em comparação com os outros indicadores.

4.5 A importância das práticas organizacionais na utilização da EHP 4.5.1 Processo de consulta

Quando questionados se as salas de atendimento têm etiquetas indicando os serviços oferecidos, 92 (66,7%) dos profissionais de saúde disseram que todas as salas de atendimento estão etiquetadas, enquanto 46 (33,3%) disseram que nem todas as salas de atendimento estão etiquetadas com base no serviço oferecido. Comparando com as respostas dos utentes quando questionados sobre a existência de etiquetas nas salas de atendimento em função dos serviços prestados, 174 (93,5%) dos utentes não viram as etiquetas nas salas de atendimento. 12 (6,5%) viram as etiquetas.

Quadro 4.9 Opinião dos profissionais de saúde e dos doentes sobre a disposição das salas de atendimento

Quadro	**Arranjo da sala de serviço**			**Total**
	Bom N(%)	**Razoável N(%)**	**Fraco N(%)**	**N(%)**
Enfermeiras	2(1.9)	91(87.5)	11(10.6)	104(100.0)
Farmacêuticos	0(0.0)	4(80.0)	1(20.0)	5(100.0)
Responsáveis pelo HMIS	0(0.0)	6(75.0)	2(25.0)	8(100.0)
Clínicos	0(0.0)	9(69.2)	4(30.8)	13(100.0)
Gestores hospitalares	0(0.0)	7(87.5)	1(12.5)	8(100.0)
	2(1.4)	**117(84.8)**	**19(13.8)**	**138(100.0)**
Total				
Masculino	0(0.0)	19(26.0)	54(74.0)	73(100.0)
Feminino	9(8.0)	37(32.7)	67(59.3)	113(100.0)
Total	**9(4.8)**	**56(30.1)**	**121(65.1)**	**186(100.0)**

A maioria dos profissionais de saúde, 117 (84,8%), afirma que a organização das salas de atendimento é razoável, enquanto a minoria, 2 (1,4%), afirma que a organização é boa. Em comparação com as respostas dos pacientes, 121 (65,1%) dos pacientes classificaram o arranjo das salas de atendimento como mau e 9 (4,8%) disseram que o arranjo era bom. Comparativamente, a maioria dos profissionais de saúde diz que a disposição das salas de atendimento é razoável, enquanto a maioria dos pacientes diz que a disposição é má. Os informadores-chave dizem que os hospitais têm as suas salas de atendimento etiquetadas com base no serviço oferecido. No entanto, a disposição é por vezes confusa para os doentes, porque se encontram em locais diferentes dentro das instalações. Um informador-chave mencionou que "a disposição da sala de consultas, por exemplo, está mesmo ao lado da receção, mas o laboratório fica na extremidade mais afastada das instalações. Um doente que se desloca pela primeira vez ao hospital e volta a perguntar onde se encontra o laboratório" (KII 4). Com base no resultado da regressão na tabela 4.10, uma alteração positiva no número de salas de consulta em uma unidade resultará num aumento da utilização do EHP em 0,112 unidades, desde que todos os factores sejam mantidos constantes. Isto está de acordo com Garrison et al. (2011), que descobriram que 30% dos doentes evitavam instalações com salas de consulta mal organizadas. Estes doentes referem que não gostam da forma como têm de se deslocar de uma sala para outra para obterem ajuda. No entanto, quando existem muitas salas de consulta que oferecem os mesmos serviços, é provável que muitos doentes sejam atendidos. Garrison et al. (2011) também concorda que as etapas pelas quais os doentes passam para aceder aos serviços de saúde têm de ser reduzidas, de modo a que os doentes possam aceder aos serviços de saúde num ponto e regressar a casa. Quanto mais complicado for o procedimento para receber o serviço, menor será a satisfação dos doentes com o serviço. Por conseguinte, o processo de consulta é um fator determinante para que os doentes procurem ou não os serviços.

4.5.1 Tempo de espera do doente

Com a má disposição das salas de atendimento, os pacientes demoram muito tempo a receber os serviços. Por exemplo, para os doentes serem atendidos numa sala de consulta, 64 (46,4%) dos profissionais de saúde dizem que atendem os doentes num intervalo superior a 60 minutos, enquanto 58 (42%) dizem que os doentes são atendidos num intervalo entre 31 e 60 minutos. Apenas 16 (11,6%) disseram que demoram até 30 minutos para atender outro paciente. Os profissionais de saúde afirmam que algumas salas de atendimento levam muito tempo para serem atendidas, o que explica a variação nos intervalos de tempo. Por exemplo, 93 (67,4%) dos profissionais de saúde afirmam que os pacientes demoram muito tempo no laboratório, enquanto o tempo mínimo é gasto na receção. Os informadores-chave também concordam que, por vezes, os doentes têm de esperar muito tempo antes de serem atendidos, devido à escassez de salas de consulta disponíveis. Um informador-chave referiu que "o tempo de espera dos doentes tem sido um obstáculo à utilização dos serviços desde que me lembro. Estamos a trabalhar em formas de reduzir o tempo de espera, mas sabemos que é um problema em todo o lado" (KII 7). Esta é uma indicação de um longo tempo de espera do doente que pode desencorajar a procura de cuidados de saúde. Isto está de acordo com a afirmação da OMS (2013) de que, embora os serviços possam estar disponíveis, o tempo de espera pode ser um impedimento para a prestação e utilização dos serviços.

Quadro 4.10: Tempo de espera dos doentes antes da consulta

Contagem **Género**	**Quanto tempo espera até poder consultar um médico**			**Total N(%)**
	Até 30 minutos	**30-60 minutos**	**Mais de 60 minutos**	
	N(%)	N(%)	N(%)	
Masculino	9(4.8)	19(10.2)	45(24.2)	73(39.0)
Feminino	31(16.7)	30(16.1)	52(28.0)	113(61.0)
Total	**40(21.5)**	**49(26.3)**	**97(52.2)**	**186(100.0)**

Os doentes também têm de esperar muito tempo antes de receberem cuidados de saúde. 135 (72,6%) dos doentes dizem que não estão satisfeitos com o tempo que têm de esperar antes de receberem cuidados de saúde. Os resultados da tabela 4.10 acima mostram que 97 (52,2%) dos doentes esperam mais de 60 minutos antes de serem atendidos. Outros 49 (26,3%) esperam até 60 minutos, enquanto apenas 40 (21,5%) esperam até 30 minutos para serem atendidos. Devido a este longo tempo de espera, 159 (85,5%) dos utentes já deixaram de procurar os cuidados de saúde em algum momento. Com efeito, uma variação positiva de uma unidade na satisfação com o tempo de espera do doente traduz-se num aumento de 0,203 unidades na utilização dos EHP, desde que os outros factores se mantenham constantes. Além disso, a satisfação com o tempo de espera tem o resultado t mais elevado e altamente significativo, 0,004, e o resultado mais elevado em termos de correlação, 0,355, mostrando uma relação mais estreita com a utilização dos EHP em comparação com os outros indicadores, como mostra o quadro 4.10. Estes resultados estão de acordo com os da USAID (2011), que documentou que o tempo de espera prolongado reduz a satisfação dos pacientes e desencoraja-os de procurar cuidados. Por conseguinte, os gestores de saúde devem envidar esforços para reduzir o tempo de espera. Como se viu no estudo, embora os serviços possam estar disponíveis, o tempo de espera pode ser um impedimento à prestação e utilização dos serviços.

4.5.3 Localização do estabelecimento/distância do estabelecimento

Quadro 4.11 Tempo necessário para chegar aos hospitais

Género	Tempo necessário para chegar ao hospital				Total N(%)
	0 N(%)	0-2 horas N(%)	2-4 horas N(%)	Mais de 4 horas N(%)	
Masculino	0(0.0)	15(20.5)	48(65.8)	10(13.7)	73(100.0)
Feminino	2(1.8)	32(28.3)	60(53.1)	19(16.8)	113(100.0)
Total	**2(1.1)**	**47(25.3)**	**108(58.1)**	**29(15.6)**	**186(100.0)**

110 (59,1%) dos doentes não estão satisfeitos com a distância que têm de percorrer para chegar ao estabelecimento de saúde. A Tabela 4.11 mostra que 108 (58,1%) dos doentes demoram entre 2 e 4 horas a chegar aos hospitais, 47 (25,3%) demoram até 2 horas, enquanto 29 (15,6%) demoram mais de 4 horas a chegar ao estabelecimento de saúde. Quando se perguntou aos doentes se alguma vez não conseguiram obter cuidados de saúde devido à longa distância, 135 (72,6%) dos doentes disseram que alguma vez não conseguiram obter cuidados de saúde devido à distância, enquanto os restantes 51 (27,4%) não foram prejudicados pela distância. Como mostra o resultado da regressão na tabela 4.10, um aumento de uma unidade na satisfação com a distância até à unidade de saúde resultará num aumento de 0,068 unidades na utilização dos EHP. Estes resultados estão de acordo com o KDHS (2014), que documentou que 18% dos quenianos que estão doentes não procuram cuidados de saúde devido à distância até à unidade sanitária mais próxima. O estudo também é justificado por Bobadilla (2008), que descobriu que a distância do estabelecimento de saúde determina se as pessoas procuram ou não os serviços de saúde, uma vez que algumas pessoas renunciam a consultas médicas devido ao medo de longas distâncias. Quando a distância até à unidade sanitária mais próxima é demasiado longa, a satisfação com os serviços é menor, porque os doentes não procuram os serviços quando as unidades sanitárias estão longe.

Tabela 4.12: Relações entre as práticas organizacionais e a utilização do EHP

Coeficientes[a] Modelo		Coeficientes não padronizados B	Std. Erro	Normalizado Coeficientes Beta	t	Sig.	95,0% Intervalo de confiança para B Inferior Ligado	Superior Ligado	Correlações Ordem zero	Parcial	Parte
1	(Constante)	.300	.152		1.972	.051	-.001	.600			
	Número de consultas Quartos	.112	.041	.253	2.760	.007	.032	.193	.344	.232	.216
	Satisfação com o tempo de espera	.203	.070	.263	2.916	.004	.065	.341	.355	.244	.228
	Satisfação com a distância até ao estabelecimento	.068	.045	.127	1.535	.127	.020	.156	.010	.131	.120

a. Variável dependente: Utilização do EHP

Declaração de modelo

Y=a+bX1+cX2+dX3

Y= Utilização de EHP

X1= Número de salas de consulta

X2= Satisfação com o tempo de espera

X3= Satisfação com a distância até ao Estabelecimento

O modelo de regressão do estudo

Utilização do EHP = 0,300 + 0,112 Número de Salas de Consulta + 0,203 Satisfação com o Tempo de espera do doente + 0,068 Satisfação com a distância ao estabelecimento. De acordo com os resultados acima, uma alteração positiva no número de salas de consulta em uma unidade resultará num aumento da utilização do EHP em 0,112 unidades, desde que todos os factores se mantenham constantes. Uma variação positiva de uma unidade na satisfação com o tempo de espera dos doentes resultará num aumento de 0,203 unidades na utilização dos EHP, desde que os outros factores se mantenham constantes. Um aumento de uma unidade na satisfação com a distância até às instalações resultará num aumento de 0,068 unidades na utilização dos EHP. Em suma, as variáveis das práticas organizacionais influenciam positivamente a utilização do EHP. Para além disso, as variáveis independentes (Organizacional

Práticas), mostram uma correlação positiva com a variável dependente (Utilização dos EHP), indicando uma relação estreita. Por exemplo, a satisfação com o tempo de espera tem o valor mais elevado de t-score, altamente significativo, 0,004, e o valor mais elevado de correlação, 0,355, mostrando uma relação mais estreita com a utilização dos EHP em comparação com os outros indicadores.

4.6 Utilização da EHP

4.6.1 Disponibilidade dos serviços

Em termos de disponibilidade de serviços, 159 (85,5%) dos doentes indicam que, num dado momento, não conseguiram obter todos os serviços de que necessitavam nos hospitais. 27 (14,4%) obtêm sempre os serviços de que necessitam. No entanto, 143 (76,9%) foram encaminhados para outro local porque o(s) serviço(s) de que necessitavam não estava(m) disponível(eis). 31 (23,1%) não foram encaminhados. Esta é uma indicação de baixa utilização do EHP. Com base no estudo de Bobadilla (2008), a disponibilidade dos serviços é um fator determinante da procura ou não de serviços por parte dos doentes. O estudo concluiu que cerca de 54% das pessoas doentes não procuram cuidados de saúde devido à falta de serviços nas instalações. Existe, portanto, uma baixa utilização dos serviços quando os doentes fazem todas as tentativas para obter os serviços, mas são convidados a procurá-los noutro local.

4.6.2 Acessibilidade dos serviços

Quando se pergunta aos doentes se os serviços do hospital são acessíveis, 149 (80,1%) dos doentes não consideram os serviços acessíveis, enquanto 37 (19,9%) afirmam que os serviços são acessíveis. 156 (83,9%) dos doentes não estão satisfeitos com o custo dos serviços. 30 (16,1%) estão satisfeitos com o custo. Quando questionados sobre se alguma vez deixaram de obter cuidados de saúde devido ao custo, 153 (82,3%) dos doentes nunca deixaram de procurar cuidados de saúde devido ao custo. Apenas 33 (17,7%) não o fizeram. Estes resultados estão de acordo com o KDHS (2014), que documentou que 44% dos quenianos que estão doentes não procuram cuidados de saúde devido ao custo elevado. Quando os serviços não são acessíveis, os pacientes não procuram os serviços.

4.6.3 Satisfação dos doentes com os serviços

167 (89,7%) dos pacientes não estão satisfeitos com os serviços que recebem. Deste número, 98 (58,7%) afirmaram que, em algum momento, deixaram de procurar cuidados de saúde na unidade

devido à insatisfação anterior com o serviço. Estes resultados são consistentes com os de Oppenheimer (2013), que concluiu que os doentes estão frequentemente satisfeitos quando os serviços conduzem à redução dos efeitos adversos da doença e quando o doente fica aliviado da doença; no entanto, um doente que não esteja satisfeito com o serviço provavelmente não procurará serviços na mesma unidade.

4.7 Conclusão

O estudo determinou que o condado de Homabay precisa de mais profissionais de saúde, de acordo com os profissionais de saúde, 138 (100%). Os medicamentos existentes nos hospitais são insuficientes, de acordo com os 138 (100%) profissionais de saúde e 120 (64,5%) pacientes. De acordo com 115 (83,3%) profissionais de saúde, os hospitais não dispõem de ambulâncias operacionais. O acesso aos serviços de saúde também é limitado, uma vez que 153 (82,3%) e 135 (72,6%) pacientes afirmam que, num dado momento, foram prejudicados pelo custo e pela distância, respetivamente. Além disso, 159 (85,5%) pacientes nem sempre encontram todos os serviços necessários. 159 (85,5%) doentes já deixaram de procurar cuidados devido ao longo tempo de espera. 167 (89,7%) dos doentes não estão satisfeitos com os serviços que recebem. Deste número, 98 (58,7%) afirmaram que, em algum momento, deixaram de procurar cuidados de saúde na unidade de saúde devido à insatisfação anterior com o serviço. O modelo de regressão também revela coeficientes de pelo menos 0,06, indicando que uma mudança positiva nas variáveis independentes (recursos humanos em saúde, disponibilidade de medicamentos e insumos, infraestrutura sanitária e práticas organizacionais) resulta em uma mudança positiva na variável dependente, utilização do PSEI. A correlação de Pearson positiva de 0,11 mostra uma relação estreita entre as variáveis. Por conseguinte, a utilização dos PSCE é diretamente influenciada pelos recursos humanos para a saúde, pela disponibilidade de medicamentos, pelas infra-estruturas de saúde e pelas práticas organizacionais, com base nas correlações e na regressão calculadas nas respectivas secções. No capítulo seguinte, são apresentadas mais conclusões.

CAPÍTULO 5
RESUMO, CONCLUSÕES E RECOMENDAÇÕES

5.1 Introdução

Este capítulo inclui o resumo do documento, a conclusão do estudo e as recomendações sobre o estudo, bem como recomendações para investigação futura.

5.2 Resumo das conclusões

A presença de profissionais de saúde no distrito de Homabay é inadequada. Com base nas conclusões e na discussão acima, com 138 (100%) dos profissionais de saúde a admitirem que são necessários mais profissionais de saúde e com a maioria, 138 (100%), a dizer que não estão satisfeitos com o número atual de profissionais de saúde, é evidente que não há profissionais de saúde suficientes nos hospitais do distrito de Homabay. Isto significa que a prestação de serviços nos hospitais é mínima devido à falta de profissionais de saúde em número suficiente. O nível de habilitações da maioria dos profissionais de saúde existentes, 100 (72,5%), é inferior ao nível do diploma. Além disso, um grande número de profissionais de saúde, 109 (79%) e 97 (70,3%), não estão satisfeitos com o seu rendimento e emprego, respetivamente. O resultado da regressão mostra que a utilização de EHP é diretamente influenciada pelos recursos humanos para a saúde, com uma correlação de Pearson positiva média de 0,13. No entanto, o número de profissionais de saúde tem o resultado t mais elevado, que é altamente significativo, 0,008, e o resultado mais elevado na correlação, mostrando uma relação mais estreita com a utilização dos PSCE em comparação com os outros indicadores. Uma alteração positiva em qualquer uma das variáveis dos recursos humanos no sector da saúde (número de RHS, nível de educação, satisfação no trabalho) conduzirá a uma alteração positiva na utilização dos PSCE. Este facto é indicado pelos resultados da regressão no quadro 4.3.

A disponibilidade de medicamentos e de materiais no distrito de Homabay é insuficiente. 100% (138) dos profissionais de saúde afirmaram não dispor de medicamentos suficientes nos hospitais. 120 (64,5%) pacientes também classificaram a disponibilidade de medicamentos como má. É evidente que não há medicamentos suficientes nos hospitais. A maioria, 70 (50,7%) dos profissionais de saúde, pediu aos doentes que comprassem medicamentos noutro local, o que torna a prestação de serviços um desafio. Embora os hospitais possam ter um sistema de aprovisionamento existente, é evidente que os medicamentos e os fornecimentos são recebidos mais de três meses depois de terem sido encomendados, tal como indicado por 97 (70,3%) dos profissionais de saúde. Apesar do atraso na receção dos medicamentos, 138 (100%) afirmam que nem todos os medicamentos e materiais encomendados chegam às unidades de saúde. Para além disso, os medicamentos que chegam ao hospital por vezes expiram sem terem sido utilizados. Isto é um indício de que muitos medicamentos encomendados não são procurados, pois 180 (96,8%) pacientes são por vezes convidados a comprar os medicamentos noutro local, o que constitui um impedimento à procura de cuidados de saúde, dos quais 52 (28,4%) acabam por não comprar esses medicamentos. A utilização dos EHP é diretamente influenciada pela disponibilidade de medicamentos e consumíveis, com uma correlação de Pearson positiva média de 0,08. No entanto, a disponibilidade de medicamentos tem o maior t-score, altamente significativo, 0,22, e o maior valor de correlação, 0,189, mostrando uma relação mais próxima com a utilização de EHP em comparação com os outros indicadores. Uma alteração positiva em qualquer das variáveis dos medicamentos e fornecimentos (disponibilidade de medicamentos, disponibilidade de fornecimentos, procedimento de aquisição) conduzirá a uma alteração positiva na utilização dos EHP. Este facto é indicado pelos resultados da regressão no quadro 4.7.

As infra-estruturas de saúde contribuem significativamente para a prestação de serviços no distrito de Homabay. Enquanto 134 (97,1%) dos profissionais de saúde afirmaram que o hospital dispõe de ambulâncias, 115 (83,3%) dos profissionais de saúde afirmaram que as ambulâncias não estão operacionais. Além disso, 112 (81,2%) dos profissionais de saúde admitem que dispõem do equipamento médico básico necessário para prestar o serviço, mas 138 (100%) dos profissionais de saúde encaminharam ou têm conhecimento de um doente encaminhado para outro local devido à falta do equipamento básico necessário para o serviço. As infra-estruturas de saúde influenciam diretamente a utilização dos EHP, com uma correlação de Pearson positiva média de 0,10. No entanto, a disponibilidade de equipamento médico tem o resultado t mais elevado e altamente significativo,

0,47, e o resultado mais elevado na correlação, 0,195, mostrando uma relação mais estreita com a utilização dos EHP em comparação com os outros indicadores. Uma mudança positiva em qualquer uma das variáveis das infra-estruturas de saúde (ambulâncias, equipamento médico) conduzirá a uma mudança positiva na utilização de EHP. Este facto é indicado pelos resultados da regressão no quadro 4.8.

Existem más práticas organizacionais nos hospitais do condado de Homabay. Com base nos resultados do estudo, as instalações rotularam as suas salas de atendimento. No entanto, a organização é deficiente e confusa para os doentes, de acordo com as respostas de 121 (65,1%) doentes. Isto significa que os doentes demoram muito tempo a localizar as salas, para além do tempo de espera de até 60 minutos referido por 97 (52,2%) doentes. Alguns pontos de serviço, como o laboratório, têm o tempo máximo de espera antes de o serviço poder ser oferecido, de acordo com as respostas de 93 (67,4%) profissionais de saúde. Este facto pode desencorajar os doentes de procurar cuidados de saúde. Além disso, 159 (85,5%) doentes deixaram de procurar cuidados de saúde devido ao longo tempo de espera. No entanto, 108 (58,1%) doentes demoram entre 2 e 4 horas a chegar aos hospitais. 135 (72,6%) doentes afirmaram que, em algum momento, deixaram de procurar cuidados de saúde devido à distância. As práticas organizacionais influenciam diretamente a utilização dos EHP, com uma correlação de Pearson positiva média de 0,23. No entanto, a satisfação com o tempo de espera tem o maior t-score, altamente significativo, 0,004, e o maior valor de correlação, 0,355, mostrando uma relação mais estreita com a utilização dos EHP em comparação com os outros indicadores. Uma alteração positiva em qualquer das variáveis das práticas organizacionais (salas de consulta, tempo de espera do doente e localização das instalações) conduzirão a uma mudança positiva na utilização dos EHP. Este facto é indicado pelos resultados da regressão na tabela 4.10.

A utilização do EHP é baixa no condado de Homabay. Com base no estudo, 159 (85,5%) doentes não recebem todos os serviços quando deles necessitam. Além disso, 143 (76,9%) foram encaminhados para outro local porque o serviço de que necessitavam não estava disponível. 149 (80,1%) doentes não consideram os serviços acessíveis. Além disso, 153 (82,3%) dos doentes já deixaram de procurar cuidados de saúde devido aos custos. 167 (89,7%) dos pacientes não estão satisfeitos com os serviços que recebem. Deste número, 98 (58,7%) afirmaram que, de um momento para o outro, deixaram de procurar cuidados de saúde na unidade de saúde devido à insatisfação anterior com o serviço. O estudo documentou que a utilização do EHP está diretamente relacionada com a disponibilidade dos serviços, a acessibilidade dos serviços e a satisfação dos doentes com os serviços.

5.3 Conclusões

Os recursos humanos para a saúde, com base nas conclusões do estudo, influenciam diretamente a utilização dos EHP no Condado de Homabay. Há falta de profissionais de saúde em número suficiente. Embora a maioria tenha um nível de educação até ao diploma, os trabalhadores do sector da saúde dificilmente frequentam formações internas ou externas, o que seria um estímulo à sua competência na prestação de serviços. Para além disso, a excessiva carga de trabalho existente e o elevado número de horas de trabalho por semana podem inferir que os profissionais de saúde não são capazes de prestar serviços de qualidade aos pacientes. Além disso, os profissionais de saúde não estão satisfeitos com o seu rendimento e o seu emprego. Por conseguinte, pode concluir-se que a baixa utilização dos EHP na região de Homabay se deve aos desafios existentes em matéria de recursos humanos no sector da saúde.

A disponibilidade de medicamentos influencia diretamente a utilização dos EHP no Condado de Homabay. A falta de medicamentos suficientes nos hospitais é uma indicação direta da fraca oferta de EHP. Também se pede aos doentes que comprem medicamentos noutros locais, sendo que a maioria deles acaba por não os comprar e continua doente. O processo de aquisição é também ineficaz. Para além de não conseguir entregar todos os medicamentos e fornecimentos encomendados, estes não são entregues em tempo útil. Por conseguinte, pode deduzir-se que a baixa utilização dos EHP no condado de Homabay se deve à falta de medicamentos e de material nos hospitais.

As infra-estruturas de saúde desempenham um papel crucial na utilização dos PSCE na região de Homabay. A falta de infra-estruturas de saúde no condado de Homabay constitui um impedimento direto à prestação dos EHP. Por exemplo, os hospitais têm ambulâncias estacionadas no exterior, mas não podem ser utilizadas para dar resposta a emergências porque não estão operacionais. Os doentes estão a ser encaminhados para outros locais para procurar serviços que poderiam ser prestados devido à falta de equipamento médico. Por conseguinte, é possível concluir que a baixa utilização dos PSCE no condado de Homabay se deve à falta de infra-estruturas de saúde.

As práticas organizacionais são relevantes para a utilização dos EHP no Condado de Homabay. Por exemplo, os doentes, numa ou noutra ocasião, não procuraram os serviços de saúde devido ao longo tempo de espera nos hospitais e à distância até às instalações. Além disso, a má disposição das salas de consulta é confusa para muitos pacientes, uma vez que algumas das salas nem sequer estão identificadas com base no serviço oferecido. Este facto atrasa a prestação de serviços e prolonga o tempo de espera. Por conseguinte, a baixa utilização dos EHP no distrito de Homabay, que pode ser atribuída a práticas organizacionais deficientes, indica a importância das práticas organizacionais na utilização dos EHP.

Há uma baixa utilização dos EHP no condado de Homabay. A maioria dos doentes não pode pagar os cuidados de saúde. Os doentes nem sempre encontram nos hospitais todos os serviços de que necessitam. Além disso, a maioria dos pacientes não está satisfeita com os serviços oferecidos. Isto indica uma baixa utilização dos EHP no condado de Homabay devido ao custo dos serviços, à indisponibilidade de serviços básicos e à insatisfação com os serviços.

5.4 Recomendações

Esta secção apresenta as recomendações sobre os resultados da investigação e para investigação futura.

5.4.1 Recomendações sobre os resultados da investigação

1. O condado de Homabay deve empregar mais trabalhadores do sector da saúde e motivá-los através da moderação dos seus rendimentos e de condições de trabalho favoráveis.

2. O condado de Homabay deve implementar um sistema de aquisição fiável que garanta que todos os medicamentos encomendados sejam entregues atempadamente.

3. O condado de Homabay deve melhorar a manutenção das infra-estruturas sanitárias, incluindo o equipamento médico e as ambulâncias.

4. O condado de Homabay deve reestruturar a organização em termos de disposição das salas de atendimento e do número de salas de consulta, a fim de reduzir o tempo de espera dos doentes nas instalações.

5. O condado de Homabay deve melhorar a utilização dos EHP através da construção de mais instalações e da revisão do custo dos serviços prestados.

5.4.2 Recomendações para investigação futura

1. O papel do financiamento dos cuidados de saúde na prestação de serviços. Isto deve-se ao facto de o financiamento ser um dos principais determinantes da prestação de serviços, sendo transversal a todos os seis pilares.

2. O papel das companhias de seguros de saúde na prestação e utilização de serviços. Isto deve-se ao facto de a população do condado de Homabay não conhecer as opções de seguro que poderiam ser úteis para aceder aos serviços de saúde

REFERÊNCIAS

Relatório Anual de Estatísticas do Setor da Saúde". (2008). Divisão de Sistemas de Informação de Gestão da Saúde. *Ministério da Saúde Pública e Saneamento*. Nairobi

Bobadilla, JL. (2008) *Searching for essential health services in low and middle-income countries - a review of recent studies on health priorities*. Washington D.C.

Dean S. Galor, O. e Zeira, J (2012) *Top Health Priorities*. Banco Mundial, Washington.

Einstein, C. (2012). Nurse job satisfaction Public, *Personnel Management*, 31(3), 343-358.

Ensor, T Kempson, E., Atkinson, A. (2009) Do essential service packages benefit the poor? Preliminary evidence from Bangladesh. *Política e Planeamento da Saúde*; 17(3): 247-256.

Evans DB, Etienne C. (2010). Financiamento dos sistemas de saúde e o caminho para a cobertura universal, *Bull World Health Organization;* 88: 402-3.

Ministério Federal da Saúde, Etiópia. (2012) *O pacote revisto de serviços essenciais de saúde para a Etiópia*.

Ferlie EB, Shortell SM. (2011). Improving the quality of health care in the United Kingdom and the United States: a framework for change (Melhorar a qualidade dos cuidados de saúde no Reino Unido e nos Estados Unidos: um quadro para a mudança). *Milbank Quarterly*. 79(2):281-315.

Garrison T. Klapper, L., Laeven, L (2011) Health Priority-Setting, *Boletim da OMS,* 83 (4)

KDHS. (2014). Indicadores-chave

Mueller, D. H., Lungu, D., Acharya, A., & Palmer, N. (2011). Constrangimentos à implementação do Pacote de Saúde Essencial no Malawi. *PloS one,* 6(6), e20741.

Onwujekwe O, Rajan, R. e Zingales, L. (2011).Socio-economic and geographic differences in acceptability of community-based health insurance. *Saúde Pública*, 125(11):806- 808

Oppenheimer, S., (2013). Literacia em saúde: *Revisão de Adult Learning and Literacy* (vol. 7) (pp 175-204). Mahwah, NJ: Lawrence Erlbaum Associates.

Palmer, N. (2011). *Questões relativas à força de trabalho que afectam as mulheres nos RH. Management Today*, 14(7), 2634.

Ray, W. J. (2009). *Métodos para uma ciência do comportamento e da experiência*. Austrália: Thomson/Wadsworth.

UNICEF (2014). Homabay precisa de especialistas em MNCH. Recuperado de **http://www.unicef.org/kenya**

Umeh, N. Dean S. Galor, O. (2013). Compreender as barreiras à utilização dos cuidados de saúde primários. *Jornal de Saúde Pública de África*, 4(3).

USAID (2011). *Normas Internacionais para Serviços Apropriados em Cuidados de Saúde*. Washington, DC: USAID.

Wamai, RG. (2009). "O sistema de saúde no Quénia: Analysis of the situation and enduring challenges". *JMAJ*. 52(2)

Wamala, P. Acharya, A., & Palmer, N. (2010). Percepções da comunidade e factores que influenciam a utilização dos serviços de saúde no Uganda, *International Journal for Equity in Health*, 8:25

OMS (2012). Serviços de saúde integrados - o quê e porquê? Making Health Systems Work, *Resumo Técnico* n.º 1, junho de 2012

OMS. (2013). *Aumentar o acesso aos serviços de saúde no Afeganistão com uma prestação de serviços de saúde sensível ao género*: Organização Mundial da Saúde.

APÊNDICES

APPENDIX I: FORMULÁRIO DE CONSENTIMENTO

Este questionário deve ser utilizado como um instrumento de recolha de informações pelo investigador sobre o estudo que contribuirá para abordar os factores que influenciam a prestação e a utilização do pacote essencial de saúde no distrito de Homabay. Este estudo fornecerá recomendações sobre o que deve ser feito para garantir uma prestação e utilização equitativas dos serviços no condado de Homabay. O investigador principal é Shadrack Ochieng Opon, um estudante da Universidade Metodista do Quénia. Todos os participantes são encorajados a participar voluntariamente, sem qualquer influência de qualquer natureza.

Assinatura Data

APPENDIX II: QUESTIONÁRIO DO PRESTADOR DE CUIDADOS DE SAÚDE

SECÇÃO A: Dados demográficos

Assinale a opção correta

1. Idade
2. Género Masculino Feminino
3. Quadro

Enfermeiro Farmacêutico Responsável pelo HMIS

Clínico Gestor hospitalar

SECÇÃO B

Recursos Humanos para a Saúde

Número de HRH

4. Qual é a sua opinião sobre a disponibilidade de profissionais de saúde neste hospital?

Bom I I Razoável | | Medíocre

5. Qual é a sua opinião sobre o rácio profissional de saúde/doente no hospital?

Bom Razoável Fraco

6. Está satisfeito com o número de profissionais de saúde no hospital?

Sim I I Não

7. Considera que são necessários mais profissionais de saúde no hospital?

Sim Não

Habilitações académicas

8. Qual é a sua formação académica mais elevada?

Certificado | | Diploma | | Grau

9. Com que frequência participa em acções de formação interna do pessoal?

Semanal Mensal Anual

10. Com que frequência participa em acções de formação do pessoal externo?

Semanal Mensal Anual

11. Tem alguma função de supervisão neste estabelecimento?

Sim I I Não

12. Em caso afirmativo, o que pensa das duas funções em relação à prestação de serviços?

Muito difícil Difícil Difícil Pouco difícil

Satisfação profissional do pessoal

13. Aproximadamente quantas horas trabalha por semana
30-40 □ 41-50 □ 51+ Q
14. Como classificaria o seu rendimento
Muito Satisfeito |__| Satisfeito |__| Neutro
De alguma forma satisfeito
Não satisfeito
15. Como classificaria a sua satisfação com o trabalho no hospital?
Muito Satisfeito |__| Satisfeito |__| Neutro
De alguma forma satisfeito
Não satisfeito
16. Como descreveria a carga de trabalho que tem como profissional de saúde?
Demasiado Muito Pouco

Medicamentos e consumíveis

Disponibilidade de medicamentos e consumíveis

17. O hospital tem todos os medicamentos que prescreve aos doentes?
Sim I I Não
18. O hospital dispõe de todo o material necessário para prestar serviços aos doentes?
Sim I I Não
19. Com que frequência é pedido aos doentes que comprem medicamentos no exterior?
Quase sempre |__| Às vezes |__| De vez em quando
Raramente |__| Nunca

Processo de aquisição

20. Existe um período aproximado em que os medicamentos são normalmente encomendados?
Sim I I Não
21. Em caso afirmativo, após que período de tempo são encomendados os medicamentos e fornecimentos?
Mensal Trimestral Anualmente
22. Em caso negativo, quando é que encomenda os medicamentos e o material?
Quando não há stock I | Quando necessário | I Quando há fundos disponíveis
23. Quanto tempo demora a chegar aos hospitais os medicamentos e os fornecimentos após a encomenda?
1 mês 2 meses 3 meses ou mais
24. Recebe a totalidade ou a quantidade suficiente dos medicamentos e dos produtos que encomenda?
Sim I I Não

25. Com que frequência se registam casos de medicamentos e consumíveis fora de prazo?

A maior parte do tempo |_| Às vezes |_|De modo algum

Infra-estruturas de saúde

Ambulâncias

26. O hospital dispõe de ambulâncias para as urgências?

Sim |_| Não

27. Em caso afirmativo, estão operacionais?

Sim |_| Não

28. Em caso negativo, como é que responde aos casos de urgência fora do hospital?

Equipamento médico

29. Dispõe de um departamento de engenharia médica funcional onde o equipamento médico é reparado?

Sim Não

30. O hospital dispõe do equipamento médico necessário para oferecer os serviços aos pacientes?

Sim |_| Não

31. Em caso negativo, o que é que faz nesses casos?

32. Já alguma vez encaminhou um doente para outro local por não dispor do equipamento médico necessário para a prestação do serviço?

Sim |_| Não

Práticas organizacionais

Processo de consulta

33. Existem etiquetas nas salas pelas quais o doente tem de passar para receber cuidados?

Sim Não

34. Como classificaria a disposição das salas de consulta no hospital? Boa |_|

Razoável |_| Mau

35. Existe alguma fase de consulta específica que não considere necessária no hospital?

Sim Não

36. Em caso afirmativo, qual(ais)

Tempo de espera do doente

37. Aproximadamente, qual é o intervalo de tempo que um doente espera na sala de espera antes de poder consultar um médico

0 a 30 minutos 30 a 60 minutos mais de 60 minutos

38. Na sua opinião, em que secção do hospital é que os doentes demoram mais tempo a ser atendidos?

Receção |__| Consulta |__| Laboratório |__| Farmácia |__| Caixa

39. Na sua opinião, o que deve ser feito para limitar o tempo de espera dos doentes no hospital?

QUESTIONÁRIO AOS PACIENTES

SECÇÃO A: Dados demográficos

Assinale a opção correta

1. Idade
2. Género Masculino Feminino

SECÇÃO B

Utilização da EHP

Acessibilidade

3. De acordo com a sua própria avaliação, considera que os serviços aqui prestados são acessíveis?

Sim I I Não

4. Está satisfeito com o custo dos serviços prestados no hospital?

Sim □ Não

5. Alguma vez não conseguiu obter os cuidados de saúde de que necessitava devido ao seu custo?

Sim I I Não

Distância geográfica

6. Quanto tempo demora a chegar ao hospital a partir de casa?

0- 2 horas 2 - 4 horas O Mais de 4 horas

7. Na sua opinião, está satisfeito com a distância que percorre a pé para chegar às instalações?

Sim I I Não

8. Alguma vez deixou de procurar cuidados de saúde devido à distância do seu domicílio?

Sim Não

9. Em caso negativo, que outra(s) razão(ões) teria para não procurar cuidados de saúde para além da distância?

Disponibilidade

10. Na sua opinião, o hospital presta todos os serviços de que necessita?

Sim Não

11. Em caso negativo, qual(is) é(são) o(s) que não é(são) proposto(s), mas de que necessita?
12. Em caso afirmativo, foi encaminhado para outro hospital por não ter podido ser tratado neste hospital?

Sim Não

13. Se sim, para que condição(ões)
14. Está satisfeito com os serviços que recebe?

Sim I I Não

Tempo de espera do doente

15. Está satisfeito com o tempo que tem de esperar para receber cuidados?

Sim □ Não

16. Aproximadamente, qual o intervalo de tempo que teve de esperar na sala de espera antes de poder consultar um médico

1 a 30 minutos 30 a 60 minutos mais de 60 minutos

17. Já alguma vez deixou de procurar cuidados de saúde devido ao longo tempo de espera?

Sim I I Não

Disponibilidade de medicamentos e consumíveis

18. Já alguma vez lhe foi pedido que comprasse medicamentos receitados no exterior?

Sim I I Não

19. Em caso afirmativo, com que frequência?

Quase sempre | | Às vezes I I De vez em quando

Raramente I I Nunca

20. Como classificaria a disponibilidade de medicamentos no hospital? Excelente Muito bom Bom Razoável I I Mau

21. Como classificaria a disponibilidade de material no hospital? Excelente | | Muito bom I I Bom Razoável I I Mau

Processo de consulta

22. Existem etiquetas nas salas por onde passa para receber cuidados?

Sim I I Não

23. Está satisfeito com o fluxo de serviços de um ponto para outro do estabelecimento?

Sim I I Não

24. Como classificaria a disposição das salas de consulta no hospital?

Bom Razoável Fraco

GUIA PARA INFORMADORES-CHAVE

A preencher apenas pelos chefes de departamento do hospital

1. Na sua opinião, qual é a influência dos Recursos Humanos para a Saúde na provisão do Pacote de Saúde Essencial no Condado de Homabay em termos do seguinte?

Número de Recursos Humanos para a Saúde ....

Competência do pessoal..

Satisfação profissional do pessoal...

2. Na sua opinião, qual é a influência da disponibilidade e fornecimento de medicamentos na provisão do Pacote de Saúde Essencial no Condado de Homabay em termos do seguinte?

Disponibilidade de medicamentos ....

Disponibilidade da oferta...

Procedimento de adjudicação...

3. Na sua opinião, qual é o papel das infra-estruturas de saúde na provisão do Pacote de Saúde Essencial no Condado de Homabay em termos dos seguintes aspectos?

Ambulâncias..

Equipamento médico..

4. Na sua opinião, qual é a relevância das práticas organizacionais na provisão do Pacote de Saúde Essencial no Condado de Homabay em termos do seguinte?

Processo de consulta ....

Tempo de espera do doente..

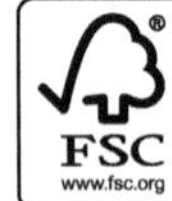

MIX
Papier aus verantwortungsvollen Quellen
Paper from responsible sources
FSC® C105338

Printed by Books on Demand GmbH, Norderstedt / Germany